Ooit aten we dieren

さよなら肉食

いま、ビーガンを選ぶ理由

ロアンヌ・ファン・フォーシュト
Roanne van Voorst
井上太一＝訳

AKISHOBO

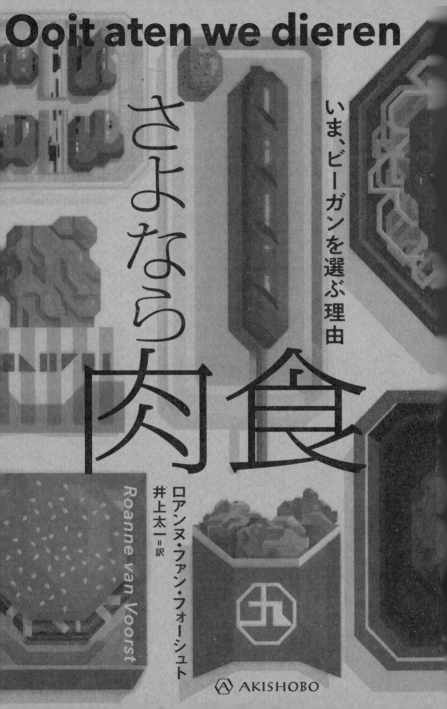

さよなら肉食——いま、ビーガンを選ぶ理由

私が見出そうとしていたものを
ずっと前から知っていたリセッテへ
私が想像しうるよりもずっと多くのことを
人生の中で目にするフェッデへ

未来はもうそこにある——
公平に与えられていないだけで。

ウィリアム・ギブソン

難しいのは新しい考え方ではなく、
古い考え方からの脱却である。

ジョン・メイナード・ケインズ

Contents

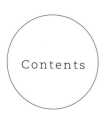

※〔　〕および＊印は訳者注です

プロローグ

新しい色を考える

三世紀前、ヨーロッパで啓蒙運動が起こり、人々を魔女として火刑に処すことや、信仰を理由に有罪とすることは違法になった。一五〇年と少し前（私の試算では八世代ほど前）に、奴隷制は世界で廃止され、人に焼き印を押すこと、人を意に反して拘束すること、ほかの形で虐待ないし酷使することは禁じられた。およそ一〇〇年前（五世代前）に、西洋の民主主義国家では、女性が投票権を与えられ、形式上、男性と平等になった。読者と私は、同じく重要で胸躍る激動の時代に生きている。

私たちの時代は、まさに今、あなたがこの本を読んでいるあいだにも進行している、大きな社会的・経済的・文化的変化によって、歴史に刻まれるだろう。これは世界のあらゆる地域で起こっている変化で、あなたが突如それに出くわすのも、おそらく長くはかからない。この変化はあなたの買うもの、携わる仕事、子の育て方、さらには物事に対する考え方や感じ方に表れる。そしてその段階まで来れば、これ以外の世界があったとは想像もできなくなるに違いない。

あなたや私が属する世代は、動物たちの不必要な苦しみが世界の大部分で過去の遺物となるさまを目にするだろう。つまり、肉をはじめとする動物製品の消費と利用は当分のあいだ続くにせよ、それは現在よりも面倒でお金のかかることになる。それは規範から外れた一つの選択肢になり、大半の人々はその選択肢をしりぞけるようになる。好むと好まざるとにかかわらず、この大きな変化はすでに進行中で、真っ只中にいる私たちには止められない。

緑の丘に立って、大きな重い岩を動かそうとしている自分を想像してみよう。両手で岩を押しつつ、かかとを地面にめり込ませ、体の軸と両脚に力を込める……それでも歯が立たず、岩はびくともしない。あなたは悪態をつき、息を吐き、うめきながら、これを動かすのは無理なんじゃないかと考える――すると、不意に岩が転がりだす。どうにか臨界点まで来たらしい。岩は初め、ゆっくりと転がっていたが、やがて速度を増し、もはや誰にも止められそうにない速さに達する。私たちは今や、同じような臨界点にたどり着いた。遅々とした運動が速度を増していく、その変わり目に私たちは面している。そしてこの運動は、もう止めることができない。

私たちは転がっている

ビーガニズムは世界で最も急速に成長している運動の一つに数えられる。科学者や未来学者は、肉や乳製品の消費がまったく一般的ではなくなり、近い将来、社会的なタブーにさえなるだろうとの見方を強めている。ビーガニズムは気候変動と闘うために残された最後の選択肢の一つだと訴える人々も増え、その訴えは認められつつある。一九九〇年代には、世界の約一〇〇万人が、肉や乳製品のすべて、あるいは動物製品のすべてを避けていた――理由は大抵が動物たちの惨状に心を痛めたからで、時に、環境や自分の健康に悪いと思ってのこともあった。二〇一五年には、同じ取り組みをする人々の数が少なくとも一〇〇倍に達した――それどころか一部の試算によれば、その数は実に約七億五〇〇〇万人にものぼるという。

二〇〇八年、ベルギーの都市ヘントは、学校その他の公共機関で週一回の肉なし日を設けるヨーロッパ初の都市となった。アメリカではすでにこの試みが一定の支持を得ていた。次にこれを実施したのはイギリスの都市で、二〇一九年までには世界の四〇都市が同じことを始め、現在もその数は増えつづけている。

オーストラリアは二一世紀の初頭に世界で最も食肉消費量が多い国だったが、二〇一八年に世界で最も成長著しいビーガン市場の一つとなった。[1] ステーキよりも大豆を選ぶオーストラリア人は増加の一途をたどっている。ビーガン市場の成長度をみると、同国はアラブ首長国連邦と中国に次いで第三位に到達した。

アメリカでは代替《だいたい》肉（例えば大豆バーガーや、鶏胸肉の味と食感を再現した植物性の「肉」製品など）の売上げが近年になって急上昇したのに加え、ココナッツヨーグルトやアーモンドミルクのような代替乳製品の売上げも伸びた。[2] 二〇二一年までに、こうした代替品は乳状飲料の四〇パーセントを占めようとしている——[3] 二〇一六にはまだ二五パーセントだった。他方、牛乳の売上げは下落した。アメリカ最大の酪農協同組合で、同国の牛乳の三〇パーセントを供給する全米酪農家協会は二〇一八年、前年比で一〇億ドルの収益減を記録した。[4] この傾向はアメリカだけに限らず、オランダ、イギリス、ドイツ、オーストラリア、イタリア、カナダにもみられる。二〇一九年一月、カナダ食品検査庁は新しい栄養健康ガイドラインを発行し、動物性食品の「食べ控え」を奨励した。[5] 代わりにバランスのとれた食事として奨励されたのは、蛋白質《たんぱく》に富む植物ベースの食品だった。

世界の採卵業も畜産物需要の急降下に気づきはじめている。アメリカの大手採卵業者カルメイン・フーズは近年、ここ一〇年以上で初となる年間損失を報告した。シェアは急落した。会社のCEOは、この損失が卵代替品の人気上昇によると語った。

この状況からすると、賢い実業家はビーガン食品業界に投資するのが得策ということになるだろう——例えば「ナッツチーズ」のような製品に。その市場価値は世界で年間およそ八パーセントの成長を遂げつつ、二〇二四年には四〇億ドルに近づくと予想される。[6] あるいはオーツ麦・大豆・米・アーモンドなどの代替乳製品に投資する手もある。アメリカ東部で最古の乳製品メーカーに数えられるエルムハーストは、創立から九二年を経たのち、植物性の代替乳のみに生産を切り替えると決定した。CEOはこれが将来の損失を防ぐ最善策だと語る。

植物性の代替肉も景気がいい。実際、非常に好景気なので、従来の食肉会社は足並みを揃えて代替肉への投資を決定し、ビーガン企業を買収することも珍しくなくなっている。例えばアメリカ最大手の食肉会社であるタイソン・フーズは、早くもアメリカ市場で最も人気のある代替肉、ビヨンドミートに投資を行なってきた。カナダ最大の食肉供給業者、メープルリーフ・フーズは、有名な植物性食品ブランドのフィールド・ローストとライトライフ・フーズを買収した。世界最大の食品・飲料メーカーであるネスレは、元バーガーキングのCEOが立ち上げた植物性食品のみをつくる企業、スイートアース・フーズを買収した。ダノンは植物性食品の草分け企業ホワイトウェーブを買収、ユニリーバはベジタリアン・ブッチャーを買収した。

オランダの新聞『ド・フォルクスクラント』は、この大変な売上げが「代替肉の興隆」を象徴するものだとして、多国籍企業や「さらには食肉生産者まで」が目下、ベジタリアン市場に参入しはじめていると報じた。[7] 国際的なビジネス誌の『フォーブス』は、ためらうことなく投資家に向け、植物製品の波に乗るよう助言した。記事の見出しは「あなたの事業をビーガンに転じるべき理由」。

ひっくり返った世界

近年、大きな変遷を遂げているのはビジネスの世界だけではない。個人レベルでも重大な変化が生じている。この数年で、アメリカ人の三九パーセントが肉食の削減やフレキシタリアン生活〔折に触れ動物性食品を食べ控える生活〕を心がけるようになった。主たる理由は、健康に良さそうだから、という点にある。かれらは従来の豚肉・牛肉製品を代替肉のビヨンドソーセージに置き換える。この製品は豚肉の食感に似ていながら、脂肪とナトリウムは本物の肉より少なく、蛋白質は多い。あるいはビヨンドバーガーに転向する人々もいる。ビヨンドバーガーも同じ会社の製品で、出資者にはビル・ゲイツ、レオナルド・デカプリオ、ツイッターの創始者ビズ・ストーンとエヴァン・ウィリアムズ、食肉処理大手のタイソン・フーズが名を連ねる。

ドイツはソーセージの愛好で知られる国だが、二〇一八年には消費者の四一パーセントが肉の摂取を減らし、代替肉をよく食べるようになった。同じ年に、オランダの人々は八〇〇〇万ユーロを代替肉に投じた。一〇年前の数字は六二〇〇万ユーロだった。研究者らは今後数年でオランダの消費者がさらに植物性の代替食品を選ぶようになるだろうと予想する。

現にそうなりそうだと思えるのは、部分的もしくは完全に植物性の食事を選ぶ人々の大部分が若い層に属するからで、かれらは近い将来、食品購入の主役になる。二〇一七年時点で、イギリスにいるビーガンのうち、四二パーセントは一五歳から三四歳の人々だった。[8] オーストラリアではビーガンのほとんどが「ミレニアル」世代〔一九八〇～二〇〇五年頃に生まれた世代〕に属し、ほかの国々でもベジタリアンやビーガンの大部分は新世代の消費者に属する。子どもや若年層が植物性の食生活へ向かっているのは、気候変動への問題意識からということもあれば、食用とされる動物たちの扱われ方に反対だからということもあり、単に代替肉や代替乳製品の味が好きだからということもある。植物ベースの生活スタイルは今のところ社会の規範にはなっていない。今はまだ、動物性食品を食べる年配の消費者が、植物性の食生活を送る若い人々よりも多い。けれどもこの目に見える変化を思えば、ビーガン市場はいずれ爆発的な成長を遂げるに違いない。

本書ではやがて訪れるであろう生活スタイルの変化を描きたい。披露するのは未来の世界――といっても、遠い未来ではない。読者や、その（すでにいるか、これから産もうとしている）子どもたちが生きて目にする未来である。この未来は、私たちが生まれ育ち、いま暮らしている世界とは、さまざまな点でまったく違ったものになる。思っているよりも遙かに早く、私たちは別のものを食べ、別のものを使い、別の仕事に就き、別の修学旅行へ行き、別のペットをかわいがるようになる。そしてとりわけ、私たちは何が善か、何が悪かについて、別の考え方をするようになる。

ため息

　私たちが老齢を迎えた頃に一連の変化を振り返ると、この転換へ達するまでに何と長い歳月がかかったことかと、ため息が漏れるように思えてならない。実際、あまりに長かった。遙か以前から、人間社会が動物たちや地球を不適切に扱っていることは知られていた。私たちはそれに関するドキュメンタリーやオンライン動画に触れ、本や新聞も読むが、大抵は情報を得たからといって何をするわけでもない。

　私もその例に漏れない。一六歳のときにベジタリアンになって、肉を食べるのはやめたけれども、乳製品や卵は食べつづけ、レザーその他の動物製品は使いつづけた。もう肉は食べたくない、と思ったのは、動物が好きで、たまたまその味が自分の好みに合っていたとしても、そのせいでかれらが殺されるのは嫌だったからであるが、本音を明かせば、学校の友達とは「別格」の人間になりたいという気持ちに根差すところもあった。ベジタリアン生活はアイデンティティを築く手段であるとともに、自分で思いついた慈善活動でもあった。ある人々はお年寄りの面倒をみる。私は夜のケバブをグリルドチーズ・サンドイッチに替える。これは最高の自己犠牲に思え、この善行に励むなら、私は食品システムに関わる複雑な事柄についてそれ以上深く考えなくてもいいと感じられた。あるいは私が若すぎたせいで、食事からただ肉を抜くだけでは、先に書いたような諸問題を解決するのに不十分だという考えに至らなかったのかもしれない。サンドイッチに挟まれたチーズや揚げ物につけるマヨネーズがどうつくられているか、とがった爪先と絶妙な使用感が魅力の新しいカウボーイブーツが何からできているかを、自問した記憶はない。

そうした疑問を実際に抱きはじめたのは、一五年以上も後のことだった。三〇代の頃、酪農の記事を読んだのが決め手になる。日曜の午後で、私はフィラデルフィアにあるお気に入りのカフェに座っていた。店は「良質」なコーヒーと「倫理的につくられた牛乳」だけを取り扱っている。私はカプチーノを味わいつつ、夕食で夫に何をつくるか考えながら『ニューヨーク・タイムズ』紙に目を通していた。そのとき行き当たった記事の一つに、酪農場で生まれた若い雄牛は役に立たないので皆すぐに殺される、と書かれていた。「雄牛は乳を出さないので、牛乳生産では廃棄物になる」という。その後、私は雄のひよこが同じ運命に見舞われると知った。雄鶏は卵を産まず、採卵業では「廃棄物」とみなされるので、性別が分かり次第、生きたままミンチにされるかガスで殺される。

私は間違いなくこれ以前に、同じような情報に接したことがあった。記事の話は新しいものではなく、その情報は「ニュース」に分類されてもいなかった。それは長い週末特集の最後に当たる、アメリカ酪農業の年間投資額に関する記事の中に埋もれていた。「廃棄物」の話は単なる余談にすぎない。私は新聞を閉じて、カプチーノの小さな泡をじっと凝視したのを覚えている。うろたえもした。まさか記事に書かれていることが本当だなんて考えられない。どうしたらそんな――。けれども、この「倫理的に生産された」泡付きの「良質」なカプチーノを買った私は、まったく健康な若い雄牛の殺害を、間接的に後押ししてしまったのだろうか。それを言うなら、どうして私はベジタリアンでいるあいだ、ずっとこのことに気づかなかったのだろう？　一体どんなひどいシステムなら、まったく健康な動物に《廃棄物》の烙印を押したりするのだろう？

この午後の出来事をきっかけに、私はビーガニズムというテーマをめぐって、長期にわたる独自の研究を始めた。それは動物製品経済の科学的調査であると同時に、自分がその中でどんな役回りを演じているかを探る個人的な研究でもあった。

この本で私は自分の調査について語りたい。講釈を垂れたいからではない。私は今でもときどき、自分の現在の（ビーガンとしての）消費行動と食生活が、以前の生き方に比べて「良い」かどうかを疑うことがある。一つジレンマを挙げれば、例えば動物性素材なしにつくられた衣服は、必ずしも動物性の衣服より環境にやさしいとはかぎらない。また、人が愛情をこめてつくってくれた非ビーガン料理を断らなければならないのは、とても心苦しく感じる。そうしたとき、私は礼儀正しく愛想よく「普通」でありたい願望と、自分が支持しないシステムへの加担を差し控えようとする選択とのあいだで引き裂かれる思いがする。そしてどんな選択をしても苦々しい気分になる。

もう一つ付け加えると、ここで私の個人的な奮闘を振り返るのは、その話が重要もしくは特別だからではなく、それがさして特別ではないからにほかならない。読者がこの過程をすでに経ていようと、いま経ている最中であろうと、まだ経ていなかろうと、私は自分の歩みが読者自身のそれによく似通ったものだろうと予想する。私の話を読んで、これは自分のことだと読者が思ってくれるようなら、この研究は、読者がなぜ心優しい人間を自認しながらも、残忍なシステムを応援する選択をしてきたのか、その理由を知る手がかりになるだろう。かくいう私も、自分は心優しい人間だと思っていた。

逆説

人間であることの最大の逆説は、ここにあるのかもしれない——私たちはこの人間性ゆえに、しばしば非人間的な振る舞いをする。ほとんどの人は、自分たちの食の選択が原因で、海の水位が上昇し、ほかの国々が凄まじい洪水に見舞われるという事実を恐ろしく思う。けれども今、まさにそういうことが起こっている。

私たちはまた、人間が肉や乳や卵、あるいは皮を使いたいからという理由で、動物たちに想像しがたい苦しみを負わせているなどとは考えたくもない。しかしこれも現に起こっている。比較的近年に、国連のある代表者は農用動物の繁殖・幽閉・屠殺を「拷問」と称したが、読者は当然、私と同じく、拷問に反対するだろう。私たちはみずからの手で、動物の鼻や肛門に電撃棒を差し込もうとはしない。激痛を与えると知って牛の尾をねじることもしない。麻酔なしで雄の子豚を去勢することもない。肥大しすぎてほとんど歩くこともできないような鶏を育種でつくりだそうともしない。健康な動物を切断・ガス殺・銃殺しようともしない。ところが私たちは、食肉・酪農産業の経済的応援を通して毎日これを行なっている。

人間の消費用に一週間で殺される動物の数は、人類史上のあらゆる戦争で死んでいった人間の数よりも多いといわれたら、ほとんど想像すらできない。そんなことはそもそも想像したくもない。それはあまりに……荒唐無稽、とはいえないだろうか。私はこの記述を何度も読み返し、それをこうしてタイピングまでしているのだが、そのたびにこの想像をすぐに頭から消し去りたくなる。早く次の段落へ行きたい、このプロローグも次の節へ行けばまた少し楽な内容になるから、と。けれどもこれはあいにく事実——私たちが一週間に殺す動物の数は、人類史上のあらゆる戦争で殺された人間の数よりも多い。

研究者らによれば、二つの大戦を含む二〇世紀の戦争では、一億八〇〇〇万人が命を落とした。人類史全体を通しての戦死者数は一億五〇〇〇万人から一〇億人と試算される。屠殺される動物の数も試算によって大きく異なるが、私の見つけた最も控えめな統計——酪農・食肉業界の公表値——は、一年間に屠殺される農用動物の数を六六〇億匹と見積もる。これは牛、豚、その他の農用動物だけの数であり、食用で捕らえられる魚介類の数は含まない。魚をはじめとする水生動物の犠牲は年間およそ一五〇〇億匹と試算される。* 私たちが大量に食べたがる動物——魚、鶏、豚、牛、羊、山羊《やぎ》——をすべて足し合わせると、数は一日一億五〇〇〇万匹に達する。ただしこの統計は毎年実験施設で殺される無数の動物たちや、毛皮めあてで殺される動物、それに生まれてすぐに殺される雄ひよこや若い雄牛を含まない（「廃棄物」はこうした統計に入らないので）。これに加え、毎年ロデオや闘牛で命を落とす動物、競走の後に用済みとなる競馬用の馬やドッグレース用の犬、動物園や水族館の幽閉環境が災いして早死にする動物、そうした施設で「余剰」とみられて早々に殺される動物もいる。

　こうした事実をよく咀嚼《そしゃく》すると、読者も私が毎度抱く同じ感情を抱くだろう——痛ましい、信じられない、浅ましい、恥ずかしい、と。この思いやりを抱く能力のおかげで人間は文化的存在になれる。多くの人々はこの能力こそが人間と動物の違いだと信じる。けれども私は、この思いやりを抱く能力のせいで、時に私たちの行動は野蛮にもなると考える。私たちが蛮行から目を背けるのは、気にしないからではなく、私たちの根底

*別の有名な試算によれば、漁業による魚の捕殺数は年間およそ一兆〜二兆七〇〇〇億尾とされる。ただしこれは捕殺後に廃棄される魚などを含まないので、やはり控えめな数字である。A Mood and P Brooke (2010) "Estimating the Number of Fish Caught in Global Fishing Each Year," Fishcount, http://fishcount.org.uk/published/srd/fishcountstudy.pdf を参照（二〇一二年五月一二日アクセス）。

にある人間的な価値観が、今日の人間による動物たちの扱いと相いれないからにほかならない。動物の扱われ方に関し私たちが接する情報は、新聞記事のそれもあれば、ソーシャルメディアに現れる衝撃的な動画ということもあり、今はこのページにつづられた言葉の形をとっているが、これらはあまりに不快なので、私たちはただそこから距離を置くしかない。私たちはそれを無視し、そんなことは起こっていないかのように振る舞う。私は自分がかつて酪農業に関するたくさんの記事を無視してきたのも、このせいだったように思う。それが変わったのは、フィラデルフィアのカフェで過ごしたあの日の午後、かのニュースが真に自分の中に入ってきたときだった。事実はあまりに途方もなく、あまりに悲惨で、知性と良識と同情心を持つ人間の私たちが、そんなことをなしうるというのは不条理に思えた。

暗黙の悪事

けれども私たちはいまだにそれを行なっている。歴史家のユヴァル・ノア・ハラリは二〇一五年、『ガーディアン』誌に、工業的畜産での動物の扱いは人類史上最大の犯罪に数えられると書きつづった。[10] こう言ったからといって、ハラリが人類に対してなされたひどい犯罪を無視したがっているとは思わない。また、ホロコーストやほかの集団殺害による犠牲者たちの運命を、私たちの生活の犠牲となる動物たちの運命と比べることは有益でも適切でもない。つまるところ、これは苦しみの大きさ比べではない。しかしハラリは衝撃的なことを述べている——私たちの大半は、自覚しているか否かにかかわらず、犯罪活動の後援者なのだ、と。人々は普通、自分の手で動物を害してはいないが、他人に金を払ってそれを代行してもらう。卵、ヨーグルト、ステーキを買うたびに、私たちはそうしている。食肉・酪農産業の動物虐待を暴露した記事や動画に接し、ただ何となくページをめくったりクリックで別のサイトへ飛んだりするたびに、私たちはそうしている。それによって害をなそうという意図はなく、それをするときに害をなしているという実感もない。ただ私たちは、その現実否定を正当化すべく、ほかにしようがない、世界はこうして成り立っているんだと考える。

けれども私たちが悪い物事について考えることを避けるなら、それは起こっている事態を暗黙のうちに認める結果となる。そしてこうした態度が一般的なのだとしたら恐ろしい。それは多大な苦しみを生むのだから。こう考えると、私たち沈黙の世代は毎日毎秒行なわれている大規模な動物虐待の罪を負っている。加えて産業的な畜産業の排出物による地球破壊の罪をも負っている。

私たちは今この瞬間も罪を犯している。

今も。

また今も。

アルバート・アインシュタインは言った。「世界の危機を悪化させているのは、みずから悪を犯す者たちよりも、悪を許し後押しする者たちである」と。哲学者のハンナ・アーレントも、世界最大の悪は、自分の行ないが悪かを考えず、ただ単純にほかの者たちの行ないや世の定めにしたがう人々によってなされる、と語った。

こんな説教を聞かされていたら読む気がなくなるかもしれないが、安心してほしい。本書は単にこの社会における動物と地球の扱われ方を逐一批判していくものではなく、遙かに多くのことを扱う。動物と地球の扱いについてはすでにほかの人々が本や記事、報告書、ドキュメンタリーで問題にしているので、その議論をここで繰り返しても、私たちの生活や消費のあり方を考える助けにはならないと思われる（そこに関心があるなら、巻末に載せた信頼できる情報源の一覧をみてほしい）。

私たちはこの問題に関する知識を欠いてはいない。心を開けば、必要な情報はとうの昔からすべて揃っている。また当然ながら、共感する能力を欠いているのでもない。私は戦死者と屠殺される動物について思考実験をしてみるよう読者に促したが、それで読者は今や問題に気づいたことと思う。

私たちに欠けているのはむしろ、今に代わるあり方の具体像だろう。私は未来人類学という分野を専門としていて、二〇一四年に人類学の博士号を取得する一方、未来予測の訓練も受けた。研究対象とするものは月日とともに変化したものの、未来のシナリオを思い描き、世の中の移り変わりが私たちの社会・日常生活・行動・感情にどう影響するかを考えるという方法は常に変わらない。私の印象では、いま欠けているのは、未来世界を真剣に想像する試みのように思える。大半の人々が植物ベースの生活を送り、食品・衣服・その他の商品用に動物が使われなくなった世界は、はたしてどんなものになるのか。

新しい色を見出す

そんな世界が到来するとは思えない、ましてその世界がどんな姿かは思い描けない、と感じるのは無理もない。まったく新しい色を思い浮かべてみよう。あるいは新しい味、新しい香りでもいい。かつて誰も見たこと、嗅《か》いだこと、味わったことがないものを！お手上げだろうか。自分を責めないでほしい。これはほとんど不可能なのだから。

私たちの脳にできるのは、すでに知っている色や香りや味を組み合わせることまでであり、そこからこれまでになかった組み合わせの着想が生まれる可能性はある。けれども新しい組み合わせはまったく新しいものではない。

植物ベースの生活スタイルを考える際も同じ問題が生じる。そしておそらく、私がかつて畜産業の情報に触れていたはずでありながらそれに影響されなかったのは、このせいもある。私は解決策が思いつかず、肩をすくめるしかなかった。世の中はずっとこうだったし、そういうものだろう、と。

本当に長い時間がかかった。私と同じく、読者も動物を利用すること、食べることが、まったく普通とみられている時代に育った。動物は私たちの服、靴、ろうそく、りんごジュース[11]、さらにはコンドームにまで使われている！　私たちは両親や医師や教師から、肉と乳製品は健康に良いだけでなく、健康な生活のために欠かせないと教えられるような時代に育った。研究によってこの説は誤りと証明されたが、その点については後で振り返ろう。とはいえ、長く信じてきたことを突然信じないようにするのは難しい――ましてそれに代わる良質な食生活や健康維持の方法を思い描けないのであればなおさらだろう。

本書はその青写真を素描《スケッチ》する。これから私は、新しい色と味と香りにいろどられた、より動物と環境にやさしい未来の世界像を描き出す。私たちが近い将来、何を変えうるか、変えていこうとするのかを、具体的な言葉で示したい。先に述べたように、大きな岩はすでに転がりはじめたのだから。

この本では、かつて牧羊・養豚・養牛・酪農に携わっていた農家でありながら、動物を殺して金を稼ぐことが嫌になって、植物を育てる農業に仕事を転じた多数の人々を紹介する。こうした農家は実在する。私はかれらについてオンラインで調べ、数名に話を聞き、時にはその新しい仕事をこの目で見た。本書の執筆に向けたこの数年の調査を通し、私はそう遠くない将来、さらに多くの人々がかれらの後に続くだろうと確信した。また、人権を獲得した猿やその他の動物たち、ロボットのペットも紹介する。さらに植物ベースの生活が当たり前になって特にそれを公言する必要もなくなったため、自身らのメニューを「ビーガン」と銘打つこともやめたシェフや料理店長も。ユーザーに必要な栄養素を測定するキッチン家電、ビーガンと非ビーガンの交際者や家族が抱える問題の解決を専門とするセラピストも登場する。《ビーガン性愛者》（ビーガンとのみ交際するビーガン）、上昇した海水面に浮かぶ家、ハリケーンに強い村も紹介する。こうした物語はいずれも空想の産物ではなく、二〇一九年の時点で世界に存在したが、おそらく読者は、生活圏から少し離れたところに散ったこれらの話を、まだ知らなかったことと思う。

現実的未来主義

大事な点として、これを覚えておいてほしい――以降の章で描かれる物語はおおよそ未来に起こることとはいえ、私のひらめきを切り貼りしたものではない。この後につづられる物事のすべてはすでに発明・実践されている。それは現存するもので、まだ規模が小さいにすぎない。私が語るのは未来のことでありながら現実でもある。

本書では、より動物と環境にやさしい世界がどのようなものかを示すだけでなく、植物ベースの生活スタイルが広がった暁《あかつき》に、それが経済・健康・文化・気候にどのような影響をもたらすかも確かめる。読者はこの植物ベースの世界が完璧ではないことも学ぶだろう。動物たちがもはや人間の用途で虐待されなくなっても、私たちは倫理的なジレンマに向き合わなければならない。ただ、そのときには鶏や牛や豚の扱いではなく、別の生きものの扱いが争点になる。また、私たちが動物福祉や環境に関わる大規模な問題の共犯者であったことを、新しい世代が恥の感情とともに振り返るという問題も生じるだろう。皆で動物よりも植物を食べる生活に移行すれば、誰もが立ちどころに完璧な健康体になれるわけでもない（のちに明らかにするように、ビーガン食品は抗生物質が混入した安い肉と同じくらい健康に悪い場合もある）。さらに一定の商品や職業がなくなるといった新しい問題も生じるはずで、これは新しい解決策を要するが、そうした案の数々も紹介する。

この未来世界をどう評価するかは各人に委ねたい。個人的に認めなければならないが、私はその世界が理想には達していないと感じる（時には率直に恐ろしいとさえ感じる）。けれどもこういった新しい問題群は、今のシステムのもとで私たち人類が面している幾多の問題よりも深刻だとは思わない。畜産・食品・気候・エネルギーの分野に携わる世界の専門家たちに何十もの取材を行ない、広汎な調査をしてもなお、私の結論は変わらなかった。もはや動物製品が使われなくなった世界——蛋白質革命の後に訪れる世界——では、気候変動の最悪のシナリオを回避しおおせ、人々はおしなべて遙かに健康な生活を送り、ストレスと痛みに苦しむ動物はずっと、ずっと少なくなっているに違いない。

蛋白質革命

これは私たちがすぐに一丸となって動きだせば早々に訪れる未来のシナリオでもある。少し読んだだけでは胡散臭く思う人もいるかもしれない。こう考える人もいるだろう――「これは立派な話だけれども、私がいきなり生活のあれこれを変えるのは意味がないと思う。ほかの人たちは何もしないだろうし、どうせ何も変わらないだろうから」と。しかしあなたは一人ではない。これは実のところ、日常生活の見直しを提案したときに最もよく聞かれる意見だが、定番だからといってそこに説得力があるわけではない。

歴史を振り返れば、大規模で急進的な社会変化は、同時代の人々がほとんど想像すらしかねるものだったにもかかわらず、結局は現実となってきたことが分かる。大勢が変化を嫌がろうと、初めから変化を望んでそれに付いていこうとする人々が少数だろうと、流れは止まらなかった。奴隷の平等に関する法律が議論されだした当初、懐疑派や反対派がよく口にしたのは、人々はそんな急進的変化を決して受け入れないだろう、そうした改革は経済を揺るがし社会に深刻な危機をもたらすだろう、などの議論だった――が、さいわいそれによって先駆者や活動家が踏みとどまることはなかった。いずれにせよ革命は起こり、否定的だった者たちは後になって突如、自分が時代に取り残された少数のカビ臭い無法者集団にいると知って愕然とすることになった。本書を読み終えた後、どの未来が最も望ましいか、自分が歴史の中でどんな役割を演じたいかは、読者の選択に委ねられる（あなたは必ず何らかの役割を演じることになる——人生というゲームには休日も病欠もない）。

読者が手にしているこの本は、未来に関する他のほとんどの本よりも遙かに明るい。そうした本は、とかく世界の終わりについて語りたがる——洪水が世界を呑《の》み込む、森林火災があらゆる草木や生命を絶やす、などなど。それに対し、この本は世界の新しい始まりを考える。未来は次のページから幕を開く。

第一章

農家が世界を変えられるわけ

スウェーデンの養豚農家グスタフ・セダーフェルトがすべての豚を売り払った日、農場を取り巻く青い草原は普段よりもずっと大きく見えた。そして違和感を覚えるほど静かだった。檻《おり》は空《から》になった。風が重く肩に吹きおろし、彼は心の整理がつかないまま、ゆっくり檻と草原のあいだを行きつ戻りつした。我に返ると、再び自分が何をしようとしていたのか忘れたようだった。が、忘れてはいない。することは何もなかった。心ここにあらずで、これからどう働いて日々を過ごすか考えられる状態ではなかった。

二〇一七年のことだった。彼には二人の幼い子どもがいて、多少の蓄えがあった。将来のことに気をもみながらも、家族を養うためにどうやって金を稼ぐかについては漠然とした考えしかなかった。しかしこうした不安や問題があっても、気分はこの上なく清々《すがすが》しかった。「泣きそうでした。といっても喜びで。もう二度と豚を殺さなくてよくなったんですから。もうその必要はなくなったんです」

もっとも、彼には実のところ選択肢がないに等しかった。端的に言って、これ以上は続けられなかった。人々が訪れたときには自分の有機養豚場を連れて回り、ここでは「動物にやさしい」仕方で豚を扱っていると話す。訪問客らは昼の大草原を歩き回る豚たちのほうを指さし、店では彼を褒《ほ》めて、豚の扱いが素晴らしい、それが肉の味にもはっきり表れている、と讃辞を送った。「ほかの農家よりも大事に豚を扱ったのは確かですが、それはよそと比べての話です。ある意味、私はお客さんを騙していましたし、自分も騙していました。私が語っていたことは語る必要があったことで、それは商品を売るためと、自分を肯定するためでした。けれども豚を屠殺に送ったらどうなるかは分かっていましたし、それは何ら動物にやさしいことではなかったんです」

グスタフは温室の隅《すみ》に置いた肘《ひじ》掛け椅子に座って私に話を聞かせてくれた。何度か椅子を前後に揺らして、話を再開する。「初めて屠殺場で豚殺しを手伝ったときは誇らしい気分でした。男らしい、強い、と」。そこでしばし口をつぐむ。続けるかどうか悩んでいるようだった。口を開いたかと思うと、また閉じる。そしてようやく言った。「自分が力強くなった気分でした」

今から振り返ると恥ずかしいだろうか。「イエスでもあり、ノーでもあります。イエスというのは、豚に行なったことを忌まわしく思うからです。自分がそれに一種の喜びを感じたのも、考えるだけでおぞましいことです。普段の私は穏やかで、自分にそういう感情があるとは知りませんでした。それにおそらく、私は本当の自分を知りたくなかったのだと思います。ただ、恥というのは違います。お分かりいただきたいのですが、養豚を始めて間もない頃は、自分が善いことをしていると心から信じていたんです。そう信じたのは、自分のやっていることを集約的な畜産業のやり方と比べたからです。あれは動物にも悪いし、汚染された肉をつくるから人の健康にも悪いし、環境にも悪い、と。私はすべての面でその対極にいました。小さな農家で、肉には人道的屠殺のラベルも付きます。善人ですよ。なので自分のすることに対してほかに何を感じられたか」

養豚を始める前、グスタフは町の青年だった。彼と伴侶のカロリーネは二〇代後半で田舎に引っ越すことを決めた。平和と静穏、自然の多い環境、体を動かす労働を欲してのことだった。農家になるのは田舎で生計を立てる一番分かりやすい方法に思えたのに加え、知り合いの農家はみな動物を飼っていた。これは好都合だった。二人は動物が好きだったうえ、ときおりテレビで見る工場式畜産場のひしめき合う檻の列や、動物を押し込んで高速道路を走るトラック、それにスーパーマーケットで見かける抗生物質とストレスホルモンの詰まった肉を、おぞましく思っていたからである。「自分たちは違うやり方でやりたいと思いました。幸せな動物を囲って、ちゃんと面倒をみて、痛みとストレスのない方法で殺す。丹精を込めた肉をつくりたかったんです」

先駆者たち

二人は町の家を売り、小さな村の土地を買って、農家になる方法を本と講座で学んだ。二、三の豚、いくらかの羊と山羊《やぎ》、鶏、あひるを購入して、スウェーデン市場の狙いどころを見つけた気がした。近隣の人々は新参農家の仕事を見に農場へやってきた。目当ては自由に歩き回る動物たち、理想を抱く若い農場主の二人、農場をいろどるささやかな懐かしい自然だった。訪問者は増えていき、案内ツアーを求めるようになり、「丹精を込めた」肉を買いたがった。安くない肉で、スーパーマーケットどころか地元の肉屋と比べてもケタ違いの値段だったが、それでも人々は買った。余分な出費を惜しまないのは、おいしいからというだけでなく、自分の良心をなだめたいからでもあった。やがてグスタフとカロリーネの豚肉は相当の需要を集めるようになったので、二人は豚の数を増やし、店を開いて、自家製の肉を売ることにした。

農業ビジネスは成功した。が、グスタフの中には一種のためらいが芽生えた。

「年を経るうちに自分の中で何かが変わりました。屠殺場へ連れていく豚をトラックへ追い立てている最中に、その目をよく見るようになって、怖がっているな、と感じるようになったんです。私が大声を出せば豚たちは言うことにしたがって付いてきたでしょう。私はいつもボスでしたし、かれらはほかにしようがありませんでしたから。でもかれらは別の仕方で抵抗しました。私を見つめる視線で。あるいは、前へ進んでほしいときに後ずさる。そうすると私は力ずくでトラックのスロープまで豚を引っぱって行かなければなりません。かれらは叫びもしました。怖がると物凄い声を上げるんです」

屠殺場から戻って顧客の一行に農場を見せて回りつつ、グスタフはよく思った――屠殺場に着いた豚たちの叫びについて、もし自分が本当のことを話したらどうなるだろう、と。「背筋が凍るような悲鳴です」とグスタフは振り返る。「甲高い、鋭い声。死の恐怖。かれらは着いたとたんに察知するんです。当然です、自分たちの番を待つあいだにも、別の豚たちの叫びが聞こえるんですから。血の臭いも分かります。私にも分かりました。あの臭いからは逃れられません」

グスタフは顧客を見つめ、豚たちが屠殺される場所へ迫ったときに大暴れすることを正直にこの人々に打ち明けたら、どうなるかと想像した。暴れるから作業員は豚を強く押さえつけなければならないのだ、ということも。「あるいは、これもお客さんの反応が気になる話ですが、私は生まれて間もない子豚を母豚から取り上げていたんです。それが食肉産業の基本ですから。で、母豚は追いかけようとするんですが、私にさえぎられてパニックになる。自分の子どもたちの面倒をもうみられないとなったら、母親がそうなるのは当然です」

付け加える言葉は何もなかった。「言えばお客さんは一人も残らなかったでしょうね」。というわけで彼はにっこり笑い、何も言わず、賞讃の言葉にあずかっていたが、それで居心地の悪さはさらに強まった。何かが生活の中でゆがんでいたが、ほかにどうすればいいのか見当がつかなかった。これが農家というもので、これが自分とカロリーネの望んだこと、これが生活、そしてどうあれ、自分たちは讃辞に値する仕事をしている。同じ地域に暮らすほかの農家は、屠殺の汚れ仕事を安上がりで動物にやさしくない屠殺場に任せていた。グスタフは違う。「町の人らと同じではいたくありませんでした。パッケージに入ったスライスの、元が何だったのか分からない加工肉製品を買うような人たちとは。かれらは動物虐待に反対すると言いながら、自分の皿に載っている動物に何が起こったかは知りたがりません。それと、自分の動物をほかの人に屠殺させるほかの農家のようにもなりたくありませんでした。責任は自分が負いたかったんです」

そこでグスタフは自分で自分の豚たちを屠殺場へ連れていき、みずからその頭に弾丸を撃ち込むか、ほかの人がそれをするあいだ豚を押さえつけた。「最初の何度かは興奮しました。その後は嫌な気持ちが強まっていきました。だんだん無感覚になっていく……でも自分に何が起こっているかは分かっていませんでした」

危機

そしてある午後、豚への給餌を終えたグスタフが台所へ入ってみると、カロリーネが青白く引きつった顔で、テーブルのノートパソコンと向き合っていた。ユーチューブでビーガニズムについての動画を何時間も観ていたのだという。それらの動画では、活動家たちが人道的な肉など存在しない理由を説明していた。いわく、若い健康な動物は、ほかの生きものと同じく、死を望んではいないので、若いうちに否応なく屠殺を迎えれば多大なストレスを感じることは避けられない。たとえその動物がそれまでのあいだ手厚く世話されていても、比較的早く死がもたらされても、である。それはちょうど、若くて健康な人が生きつづけることを望み、殺されそうになれば、どれだけ苦痛のない方法がとられても恐れおののくのと変わらない。カロリーネは動画を次々にクリックし、グスタフも席について一緒に視聴した。止められなかった。二人は一晩じゅう動画を観つづけた。

「活動家が言っていたことはどれも私が長いあいだ直感的に感じていたことと一致しました」

とグスタフは回想する。「ハッと気づきました。良い養豚農家になって、人道的な屠殺で得られた肉を売るという計画は全部、間違った考えにもとづいていたんだ、と。私たちは成功した農家にはなりましたが、動物にやさしい農家にはなっていなかったんです。確かに私たちは豚を自由に歩き回らせていましたし、生きているあいだは充分に餌を与えました。でもお金になるだけの大きさに育ったら、恐怖を与えて殺していました。自然に死を迎えるよりもずっと早く、雄なら生後数カ月、雌なら子を産んだ後なので生後数年です。子豚は母豚から奪って、傷つけて、嫌がるのも構わず殺します。私たちは『動物愛好家』と言いながら、こんなことをして金を儲けていたわけです!」

この自覚はショックが大きかった。「自分が無感覚になりつつあったわけが即座に分かりました。価値観にしたがって生きていなかった! 屠殺場での一部始終を振り返ってみると、自分のしてきたことがおぞましく思えました。本気で動物にやさしくありたいなら、動物を肉のために繁殖させたりしません。母子を引き離してストレスを与えもしません。まだまだ生きられる年頃で殺すなんてこともしません」

この夜、二人は養豚を続けたくないとはっきり悟った。二人はビーガンになり、豚を売り払い、その金をもとに新しい事業計画を立ち上げ実行に移した——これからは野菜だけを育てて売ることにする。

当時、グスタフとカロリーネが知らなかったのは、同じような転業をした農家が世界中にいることだった。アメリカ、カナダ、イギリス、イスラエル、ドイツのいずこであれ、この農家たちはみな、グスタフが語ったような心理的過程を経ている。自分は「良い」農家で、ゆえに善良な人間だと確信していたはずが、自分の行ないは根底の価値観と相いれないというつらい実感に至り、ついには苦しくて恐ろしくさえある結論に至る——これまでの年月、自分は故意に積極的に動物たちを苦しめてきた、それは不道徳なことだった、と。

この結論は大胆で、多くの人々にとっては不愉快に違いない。しかし変遷を遂げた農家たちは現にそう感じている。自身が営む「人道的な牧場飼養・牧草飼養」の養豚・牧羊場について、ボブ・コミスはこんな文章をブログにつづっている。「今朝、窓の向こうで牧場に群がる羊たちを見つめていると、肉を食べるのは間違っている、生計のために動物たちを殺せば私は極悪人になる、という強い実感が湧き起こってきた」

イスラエルに暮らす元酪農家のミシェルも、同じくらいの手厳しさで自分を評価する。彼女は一五歳のときから酪農会社で働き、酪農家と結婚した。ブロンドの少女だった彼女が、幸せそうに笑いながら子牛に人工乳を与えている写真がある。オンラインのインタビューで、彼女はこれらの写真を今の目で見ると、どうしても感情を掻き乱されると打ち明けた。「今でも自分が農家だったことを否定しながら生きています。酪農場に関するすべてが耐えられないんです。一時間の農場めぐりについて語っているんじゃありません。……本当に内部を知っている人は、酪農場がどういう場所なのか知っています。地獄ですよ。物凄い苦しみが広がっているんです。雌牛は殴られる、子牛は母から奪われる、牛たちはぼろぼろ泣いて、乳を搾られることに抵抗するので……私たちは足を縛り付けます。母牛たちの叫びは……今でも聞こえます。消え去ろうとはしません」

農場で働かなくなった今、彼女はかつての自分が作業をしながら口笛を吹いていたのが信じられず、そのことでもトラウマを深めているようだった。語っていると涙があふれてくる。かつてのミシェルは別人に思えた――もはや誰か分からない人物というだけでなく、後知恵のおかげで嫌悪さえ覚える人物。「農家だった頃、私は子牛の角を焼き切っていましたが、あれは牛にとって苦痛なんです！　乳首を切ってもいましたが（酪農場で子牛が生まれると、余計な乳首は搾乳が始まったときに感染リスクを高めるので乳房から切り落とす）、これも苦痛を与えます。母牛と子牛はどちらも屠殺に送りました。子牛は母から引き離しました。でもなぜか私は、何も問題に思わなかったんです」。これは特に変わった話ではない。ミシェルがしたことのすべては完全に酪農業の規則にしたがっている。

グスタフ同様、ミシェルは酪農をやめたときのことをアイデンティティの危機と捉える。発達心理学者のエリック・エリクソンによれば、アイデンティティの危機とは、人が自分は何者なのかを疑問に思い、自我像が鏡の前の人物と一致しなくなったときに経験する状態をいう。「つらい時期でした」とグスタフは言う。彼がアイデンティティの危機と記憶している瞬間について、私が尋ねたときのことだった。「混乱状態でした……会社のこともあります――あまりに多くの実務的決定をあまりに短い時間で行なわなければならなかったので。でも何より自分のことで混乱していました。私はこの数年間、何だったんだろう、と」

けれどもこの時期、彼はすべてを疑いながらも、以前より晴れやかな気分でいられた。「自分の中で何かが自由になったようでした」とグスタフは胸を指す。「養豚をやめようと決めた夜から、どうしてこれまでの年月、牧歌的生活の夢を実現していながらひどく落ち込んでいたのかが分かるようになってきました。動物を殺していたのは、それが農家のすることだと思っていたからですが、今やそのせいで自分が内側から破壊されていたと気づきました。そんな状態は健全とはいえませんし、自分が侵食されていきますから、それでも続けようとするなら感情を殺すしかありません。私は無感覚になりましたが、まさにそれがこの仕事のもたらす結果です。あの日、私は本当の自分を再発見したように感じました。状況を良くしたい、と。経済的に苦しくなるのも構いませんでした。私にとってはビーガン農業が唯一の道でした」

ミシェルも同様の経験をした。「牛たちにもたらした悲しみのすべては永遠にこの胸に刻まれています。数のことを考えると、自分が屠殺場行きのトレーラーにどれだけの母牛と子牛を乗せたのか、見当もつきません。どれだけの母牛が子を奪われたか。そして泣き叫んだか。もし誰かが私の娘や息子に手を出したら……自分が何を言うか分かりません。考えるだけで恐ろしくなります」

ハワード

モンタナ州の養牛農家ハワード・ライマンは、浴室で手を洗っていた。鏡に映った自分の顔をじっと見る。いいじゃないか、と独り言を言う。数年前、彼は健康上の理由からベジタリアンになり、非常に具合が良くなったので、先ごろ乳製品もやめたところだった。それから調子はさらに良くなった。

少なくとも身体的には。

精神的には、まったく好調ではなかった。

若い頃、ハワードは両親から、人間は健康のために肉と乳製品を食べなければいけない、と教えられた。

だから曾祖父、祖父、父、そして今度は自分が選んだ職業に、彼は誇りを持っていた。自分たちは牛を殖やして囲って乳製品会社に売ることで、大事な社会貢献をしているんだ、と。アメリカには食料が不足していて供給が必要であり、自分たちの家業はその手助けをしている。彼は個人で七〇〇〇頭の牛を所有していた。「私や知り合いの畜産農家は、自分が正しいと思う理由でただ最善を尽くそうとしていた善人でした。……必需品を供給しているつもりでした。一級品の蛋白質《たんぱく》です。これは子どもの頃から刷り込まれていたことです。肉を食べよう、牛乳を飲もう、健康を保とう、と」

ところが彼は肉も乳製品もやめてかれこれになる。牛乳も飲まず、バターやチーズも食べていなかった。それでも今までになく気分は良好で健康にもなっている――自分の信念に反する身体経験だった。自分以外の人々も、生きていくために動物性蛋白質は必要ない、なんてことがありえるだろうか、とハワードは思った。動物性蛋白質は人間にとって絶対必要だと自分に教えてきた両親、学校の先生、その他すべての人々は、みんな間違っていたのだろうか。「まさか」とハワードは一人でつぶやいた。そんなはずはない。もしそうなら、自分も父も祖父も曾祖父も、ずっと殺す必要のない動物を殺していたことになる。それは耐えがたいことだった。が、体は嘘をつかなかった。彼は今までになく健《すこ》やかでたくましくなっている。ある考えが頭をよぎった――そんなバカな。自分は間違った考えから動物を殺してきたというのか。「これはずっと開けたことがなかった魂の扉でした」とハワードはネット記事で当時の瞬間を振り返っている。彼は手の水を切り、鏡に映る自分の目をよく覗き込んで、自分の牛舎と、自分の牛と、屠殺場のことを考えた。心にゆっくり像を結んだ答は、彼自身の言葉によれば、「あまりに耐えがたかったので、もう少しで洗面台を壁から引っぺがすところでした」

魂の扉はどれほど閉めようとしても閉まらなかった。どうすれば四代も続いた一家の伝統を自分の一存で終わらせられるのか。どうすれば洗面所のドアを開けて妻のところへ行き、自分はなるべく早くこの大金が動くビジネスをやめなければいけないと悟った、などと話せるのか。妻に何といえばいいのか。「ちょっと待て、俺は自分たちのやっていることが間違いだと思っているのか？」

ハワードは目元に刻まれた皺《しわ》、額の皺を見つめた。怖かった。自分たちの暮らしは危うい地盤の上にあり、いつでも崩れうるものだと気づいた。「人生の中で信じていたことのすべてが危機にありました。自分は動物殺しで成り立つビジネスに生きていたんですから」

しかしグスタフやミシェル同様、このときハワードを襲った狼狽《ろうばい》も、はっきり視界が開ける瞬間を伴っていた。彼に唯一可能なのは、今の仕事をやめることだった。

「動物たちが畜殺室に入ってどんな表情をするかは知っていました」とハワードは言う。「目に宿るものが分かります。そして私はかれらをそこに追いやる人間だったんです。屠殺されるとき、動物たちがどんな恐ろしいところへ連れてこられたと感じるか、想像してみてください。感性と知性の豊かな生きもの、これから何が起こるかを知っている生きものが、囚われて逃げられないんです。それがどんな経験か、本気で想像してみてください」

彼は洗面所のドアを開け、妻を呼んだ。

波及効果

水面に落ちるしずくのスローモーション映像を見たことがある人は、しずくが水面に触れるや否や、小滴の輪に囲まれた小さな窪みができるのを知っているだろう。この形は肉眼でも観察できるが、スーパースローの映像でもなければ見逃すに違いない。一〇〇分の六秒以内にしずくは再び窪みから跳ね上がり、細い水の尾を引く。スローでこれを見ていると想像してほしい。元のしずくは尾から離れ、新しい姿で一瞬、水の表面に接し、それから水に沈んで一体になり、間もなく水面は平らになって静けさを取り戻す。

農家たちが経験したアイデンティティの危機は、しずくが落ちた水面に似ているところがある。自分がみずからの中核にある価値観に反することをしてきたのではないかという気づき(しずく)は、自分やその仕事に対して抱くイメージに穴を開ける。この気づきは不意に訪れるので、人々はそれをトラウマとして経験する。かれらはそれによって深みへ、恥と怒りと罪悪感と不和に満ちた暗い場所へと引きずり込まれる。それから、しずくが跳ね上がり、光を臨む瞬間が訪れる。この段階まで来ると、決断が安堵に包まれ、よく見れば本当の自分と合致していなかった過去の自分と、きっぱり縁を切ることができる。農家たちは従来のやり方を改め、自分が深く抱く価値観に沿って生きる機会を見出す。それが成功すれば、水面はまた静かになる。自我像は再び鏡の前の自分と一致する。

今のグスタフは豆や野菜を育てるかたわら、農学の講座を開き、農家になりたい人々へ向け、この仕事をやっていくうえで畜産が欠かせないというのは神話だと教えている。「私たちも養豚から野菜栽培に切り替えたときは不安でした」と彼は満員の講義室で語る。「けれどもそれでうまくやっていけることが分かったんです。土地は畜糞なしでも肥沃《ひよく》です。そして今の私たちは、農業の将来は野菜栽培にある、とはっきり確信しています」。グスタフは熱弁を振るってほかの人々を仲間に引き入れようとしている。「よく若い人たちが農場に訪れます。かれらはかつてのカロリーネと私のように町を離れたがっている。そして今の私たちのように、みんな果物と野菜を育てたいと思っています。これが一番やさしい生き方で、賢明でもあります。動物を飼わなくていいなら、膨大なお金を節約できるんですから」

元養牛農家のミシェルとハワードも、自身らの話をほかの農家たちに伝えている。インタビュー、書籍、講演、記事、動画を通し、二人は自分たちの気づきについて聞きたがるすべての人々に話をする。ハワードはトーク番組「オプラ・ウィンフリー・ショー」でもその話をした。それを聞き終えた司会のオプラは、もう二度とハンバーガーは食べないと宣言した。元牧羊農家のボブ・コミスは、自身の改良農場についてビーガン農家に向けたワークショップを開いている。元山羊農家のスサーナも同じく、訪れた人々に、もう山羊の乳のチーズはつくらずヘーゼルナッツのチーズだけをつくっていること、それで自分が遙かに晴れやかな気持ちになったことを強く訴える。「乳製品と肉なしでやっていくことはもうつらくありません。つらいのは人々が一つの考えに行き当たるのを見ることです――自分の日々の選択は、自分の最も基本的な価値観と根本のところでひどく対立している、と。改めることはできますし、しなければなりません」

心理学者はこうした農家たちの振る舞いを「修正措置」と呼ぶ。これは人がトラウマに関して行なえる前向きな行為を指す。「修正措置」を実行すると肯定的な自我像がつくられる。農家たちはほかの人々の支援や啓蒙を行なうことで、過去に犯した過ちと感じているものへの羞恥から意味を引き出す。と同時に、かれらの活動は波及効果を生む。しずくは輪になり、輪は波になる。

ジェイとカーチャ

二人は今でも進展の早さにうろたえている。先に転業した某農家から畜産をやめたいかと尋ねられたときには、ためらいがちに「やめたい」と答えた。そして次の瞬間には牛を手放して養牛農家をやめていた。「牛たちのことは本当に名残《なご》り惜しく思っています」とジェイは静かに語る。頭髪が薄くなった中年の人物で、眼鏡をかけ、緑のセーターを着ている。「ですが牛たちは今、サンクチュアリ〔保護施設〕で幸せに暮らしているので嬉しいです」。私たちはスカイプで話していた。カメラの前にはジェイがいて、伴侶のカーチャはすぐ左後ろにいる。ジェイが何かを忘れたり、言いたいことが言えずに後ろを振り向いたりすると、カーチャが大きな声で続きを言う。七〇頭いた牛のうち、まだ二〇頭が残っている。「この牛たちは生涯ここにいます」とジェイは言う。「彼女らは畑に糞をしてくれるので私たちは作物を育てられます。お礼に良い食べものを与えてしっかり面倒をみています。今後は牛たちから乳や肉を奪うことはありません。私たちと牛の関係はこれまでよりもずっと良くなりました」

ジェイが語る「これまで」は、この会話のほんの数週間前に終わりを迎えた。きっかけは知り合いのイギリス人農家が訪ねてきたことだった。野菜づくりで何年も暮らしてきたその農家は、二人に畜産をやめて野菜づくりを始めるよう勧めた。それが未来だ、向き合おう、もう動物を傷めつけなくてよくなるのだとしたら素晴らしいじゃないか、と。

農家の言葉は二人の胸に響いた。「私たちは長いあいだ、自分たちの牛の扱いが牛にしてやりたいことと違うと感じていました。その農家さんが言ったことはすごく……その通りだなと思ったんです。いや本当のところ、これはかなり厳しいことでした。それまで自分たちがやってきたことは間違いだという話ですから」。この回想は私が本書執筆のために接した他の農家の話と似ていたが、二人の経験はつい最近のことだったので、このときもなお、右の野菜農家が訪れて以降の生活と感情の大きな変化を語るのに苦労していた。かれらの場合、しずくはまだこうして話しているあいだも、水面を上下していたといえるかもしれない。ジェイとカーチャは大きな平穏を得た一方で悲しくもあった。懸念はあるが、同時に冷静さを伴った未来への希望もある。

「牛たちのことは愛していました」とためらいがちにジェイが言う。

「本当にね」とカーチャが付け加える。

ジェイはうなずいた。「大事にしているつもりでした。でも屠殺場へ送ったり、子牛を取り上げたりするときにはいつも罪悪感がありました。いやむしろ、抑え込まれた罪悪感というか。今からすると、ほかにどうすればいいかを知らなかったので、自分の感情も理解していなかったんだと思います。ちゃんと説明になってるかな、カーチャ？」

今度は彼女がうなずく番だった。「つらかったね」

「うん。それで自分に言い聞かせたんです、ほかにしようがない、動物をこう扱うのは自然なんだ、これが農家である自分の仕事なんだ、と」。しかし二人のもとを訪れた先の農家から、農業をするのに動物を飼う必要はない、まして殺したりストレス責めにしたりする必要はない、と言われたことで、長年ジェイが抑え込んでいた罪悪感は突然意識にのぼった。「すぐに自分は牛を手放さなくちゃいけないと悟りましたし、牛たちは自由になるべきだと分かりました」。くだんの野菜農家は、二人の牛を引き受けるサンクチュアリを探すのに協力しよう、ただし良い場所を見つけるのに数カ月はかかるかもしれない、と言った。しかしジェイとカーチャにとって時間がかかるのはむしろ好都合だった。そのあいだに新しい事業計画を立て、転職補助金の申請を行ない、酪農家人生との決別について心の整理をつけられる。

早くも一週間後に電話があった。例の農家は興奮気味に言った――何十人ものビーガンがサンクチュアリ探しを手伝ってくれた結果、牛たちが一生を過ごせる場所が見つかった。引き取りはいつがいいか。

「このほうがよかったね」とカーチャは私よりも夫に対してつぶやいた。

ジェイも認める。「牛たちを裏切っていました。彼女らは私を信頼していたんです。何年ものあいだ私に乳を搾らせてくれました。でも私は彼女らを傷つける。このやさしい動物たちにしたことは言うも忌まわしい行ないです。どうしてこんなに長いあいだそれに気づかなかったのか、自分でも理解に苦しみますが、今から思うと……」

ジェイは取り乱している様子で、私が続きを促すと軽く肩をすくめた。農場に残っている二〇頭について尋ねたときに、ようやくその目は輝きを取り戻した。

「今の結びつきはまったく違っていて、比べものになりません」と言う。「今は本当の意味で彼女らを愛せるように感じます。なんか神秘めいてるかな、カーチャ?」

カーチャは強く首を横に振る。「ううん、まさにそんな感じ! もうそういう感情を抑え込まなくてよくなったんです」

再びジェイが語る。「もう牛に迫る死期のことでいつも頭が一杯という状態ではなくなりました。以前はそればかり考えていたんです。心のどこかで、動物に感情移入しちゃいけない、牛に自分を重ねちゃいけない、と思っている。数年のうちに殺すからです。なので自分に言い聞かせる——牛は子を奪われても気にしない、若い雄牛は屠殺されるときにほとんど何も感じない、と。とにかくそう言い聞かせて、深く考えないようにしないと、やっていけないんです」

カーチャはほっとしたように息をつく。「でもさいわい、そんなことも今後はありません」

#マインドファック

ここに紹介した農家たちの物語と、(まだまだほかに語ることがあるので)紹介しきれなかった多くの人々のそれには、常に共通のパターンがみられる。農家たちは人生を通して動物愛好家を自認し、「愛情を込めた」あるいは「良い」と思う仕方で農用動物たちを扱うが、あるきっかけで劇的に見方が変わる。自分は突如「動物虐待者」になり、さらにはみずからの価値観に照らして不道徳と思われることをしつつ金を稼ぐ人間へと変貌する。どうすればそんなことが起こりうるのか。それまでは世界のためであれ動物のためであれ家族のためであれ、自分が良いことをしていると信じて疑わなかったのが、わずか一週間、一日、一時間にして、自分の全生活は悪だと考えるに至る。自分の仕事、自分の働きぶりに誇りを抱いて何十年も過ごしてきたはずが、突如それを恥ずかしく思い、涙なしには語れなくなる。どうすればそんなことになるのか。そして二一世紀に入り、世界中の人々が時を同じくして、自分はこれまで間違ったことをしてきたと認識しはじめているのは、一体どういうわけか。

これは本書でこの後説明する「私たちの時代のマインドファック」という現象に起因する。マインドファックとは人の心を惑わせる、もしくは迷わせる現象を指す。二一世紀に、この農家たちや、私や、あなたや、ほかの無数の人々に起こったことは、まさにこれだった。

第二章

善良な人々が悪い物語を信じるわけ

読者は西洋世界で最も有名な物語、ビッグバンの物語を知っているに違いない。これは世代を超えて語り継がれている。子どもの頃は学校や両親に教えられ、のちには私たち自身がわが子にこれを伝える。語り口は人によって異なるものの、あらましはおおよそ以下の通りとなる。一三七億年前、無から何かが生まれた。初めは地球も空も時もなく、闇も光もなかったが、突然、宇宙はみるみる大きくなった。星が形をなし、惑星ができ、その中に地球もできて、地球には生命が現れた。ここで最初に語られる拡張の瞬間はビッグバンの通称を持ち、物語自体はビッグバン理論の名で広く知られる。

ただ、ほかの人はどうか分からないが、私はこの話を読んだとき、何というか……トンデモな説だと思った。物語の名称には少し語弊がある。というのも、科学者たちは本当にバンという爆発音があったか分かっていないうえ、あったとしてもそれは明らかに物語の最初に起こったことではないからである。宇宙は今も拡張を続けているので、私たちは爆発の只中にいるともいえる。なので物語の名称は「現在も続く原初のとどろき」のほうが良かったかもしれない。が、より適切ではあっても座りが悪いこの名称は、原初の物語について答以上に問いを生む。これでは不完全な印象しか与えない。話は途中からある程度筋道立ってくるにせよ、不出来であやしげな物語の冒頭部分については、小説家ですら題材にしそうにない。始まり以前にあったという無はどこから生じたのか。なぜそれがそこにあったのか。それは今どこにあるのか。それで結局、私たちはどんなものを思い描けばいいのか。無だろうか。

この時点で、このあやふやな物語を思いついた科学者に文句を言いたくなったら、かれらはおそらくうなずくだろう。科学者たちは自嘲気味に笑い、肩をすくめ、ため息をついて、我々もこれはちょっとダメな物語だと思っているんですよ、と認めるに違いない。加えて、この話は大ざっぱにみれば筋が通ると思いますが、非常に複雑なので人の理解を超えており、ゆえにしっかり語ることは不可能なのです、とも言うだろう。しかし私たちはまだ、よりマシな物語を思いつかないので、これを語り伝えている。

人々は物語を好む。未完でどこか破綻している物語でも、ないよりはいい。私たちは何者なのか、どこから来たのか、なぜ今のようなことをしているのか、などをめぐる物語は人々に安心感を与える。過去に何が起こったかを説明できれば、未来に何が起こるかを予想するのも容易に思えてくる。そして未来の予想が立てられるなら、私たちは偶然なり運命なり、あるいは何と呼ぶにせよ、理解できないものに振り回されるがままというわけではないことになる。

というわけで、危ういビッグバンの物語にはこうした役割が託されていて、その状態は誰かがより良い物語を考え、人類が宇宙の歴史を書き直すまで続く。そのとき、つまり私たちが新しい物語に満足するようになったときに初めて、古いビッグバンの物語を振り返った人々は皆、「これはずいぶん出来の悪い話だったな」と言えるようになる。

白痴の祖先

似たようなことは、広く浸透して久しいもう一つの物語、すなわち人類の起源と進化の物語についても生じた。こちらは歴史書の中で幾度かの変更を余儀なくされ、後になって古い諸説は物笑いの種になった。長きにわたり伝承されてきたのは、人類のルーツが約二〇万年前の東アフリカに暮らしていた原人にさかのぼるという説だった。これには手堅い科学的証拠もあった。化石化した当時の人類の遺体がエチオピアで見つかり、世界中の人々のDNAと比較されたのである。[1] 両者の重なりが見つかり、科学者は喜び、新聞の一面をニュースが飾った。

長年のあいだ、これは感動的な物語として世に伝えられた。ところが二〇一七年、古生物学者の一行が、現生人類はそれまで考えられていた時代より一〇万年も前から、しかもまったく別の場所で暮らしていたことを発見した。

なんと。

くだんの一行は、ホモ・サピエンスの遺体が現在のモロッコをはじめアフリカ一帯に分散していることを突き止めた。科学者や酒場に入り浸る語り屋たちにとっては混乱する一カ月だったに違いない。二、三週間前には、別の驚くべき発見が進化の物語を覆《くつがえ》したばかりだった。かつてはホモ・サピエンスが人類にとって唯一の祖先と考えられていたが、その発見によると、どうやら私たちはさまざまな場所に散ったさまざまな大大大大大祖先を持つらしい。

これは人類進化に関する常識を一夜にしてお陀仏《だぶつ》にしたという点で大きな事件だった。読者も例の進化図には馴染みがあるだろう。それは大体、人のようなシルエットが列をなした図解で、最初がチンパンジー、最後が人間となっている。シルエットは少しずつ直立に近づき、頭が大きくなっていく。この図の背景には、人類は機能主義にしたがって進化を遂げ、それは至るべくして私たちを頂点とするところへ至った、という考え方がある。私たちは動物の段階から出発し、着実に大きく、賢く、人間らしく発達した――。ところが新発見はこの見方が間違っていることを明らかにした。

今日の科学者たちは、人類の進化史がさらにずっと複雑だったと考える。三〇万年前、アフリカ大陸にはホモ・ナレディほか、さまざまなヒト祖先の集団が暮らしていた。同じ頃、ヨーロッパにはネアンデルタール人が闊歩《かっぽ》し、東南アジアにはデニソワ人が生活し、フローレス島には小人のようなホモ・フローレシエンシスが居住しようとしていた。こうした原人の多くは霊長類に近く、頭蓋骨はホモ・サピエンスより小さかったが、ネアンデルタール人はホモ・サピエンスより大きな脳を持っていた。私たち現生人類は、動物の末裔《まつえい》というだけでなく他の化石人類の末裔でもあって、証拠によれば、サピエンスはネアンデルタール人やデニソワ人、それにおそらくホモ・ナレディとも性的な関係を持っていた。

学術書の著者らはすでにこうした発見を受けて本の内容を修正しつつある。例えば一九五〇年代に刊行されたオランダの百科事典は、ある項目で、ネアンデルタール人の頭骨には「白痴に似た」病的形状がみられると記している。ところがDNA研究の結果、私たちはこの「白痴」から受け継いだ遺伝子を持っていることが判明したので、当の記述はのちに若干の変更を加えられた。

人の専門家

以上の物語をここで取り上げたのは、科学者への信頼を損ねるためではない。かれらはただそのとき手に入るかぎりの情報にもとづいて仕事をしていたにすぎない。ビッグバンや人間の進化や「白痴」の祖先について触れたのは、「真実」をめぐる私たちの認識が常に変化していることを示すためであり、これは科学が「事実」と「証拠」に支えられている以上、当然でもある。私たちは専門家の知識を信頼し、かれらも人であること、十全に知りたいと思う物事があってもそれを理解するための研究方法はごく限られていることを、都合よく忘れてしまう。また、これも過去の教訓として、ある物語の誤りを見出せるのは、新しい情報を得て別の物語を信じるようになったときだということもある。私たちは別の物語がないかぎり、あえて新しい物語を探そうとはしない。教科書に書いてあることは、筋が通っていて、もっともらしく、信頼できるように思える。後になって初めて、自分がそれを信じていたのは、角を曲がったところにより良い説が待っているのを知らなかったからだということが判明する。

同じことは近年の人間行動にまつわる物語にも当てはまるが、それを分析しだすといささか居心地が悪くなるかもしれない。「真実」に関し自分が信じてきたことを変更するのは、それが非常に縁遠い物語なら大抵は笑い話で済む。宇宙の始まりや人類の進化などであれば、私たちはその良いところを突いていながらも出来が良くない物語を歴史の本で読みつつ、「まぁ、ズレていたといっても数十年とか数百キロメートルの違いなら、誤差の範囲でしょ」と考えていられる。私たちは間違いから学んで今はもっと知識を蓄えたんだ、と。しかし問題の物語がそう遠くない頃の出来事で、主要な登場人物が私たちに近く、しかも私たちからみてせいぜいあやしげとしか言えないようなことを真実と信じていた、というような場合、事態は違ってくる。

啓蒙以前の暗黒時代

啓蒙の歩みを振り返ってみよう。一七〇〇年頃、イギリスとフランスを発祥に、今日の学校でも教えられている三つの重要な考え方が誕生した。これらはのちに社会形成の行方を決定することになる――寛容の思想、論理にもとづく常識、人々を平等に扱う必要性がそれである。いずれの考え方も今では当然に思えるが、かつては革命的だった。これによれば、もう魔女を焼いてはいけない。新たな知識は魔術がありえないことを示したのだから、無実の女性を火刑に処する意味はない。この新しい見方がヨーロッパ全域に広がるまでには長い年月がかかった(そしてその間にも多くの火刑が行なわれた)。最後の「魔女」が焼かれたのは、ドイツが一七四九年、スイスが一七八三年だった。
人々が慣れなければならなかった考え方はほかにもある——今後はもう物乞いを道端で殴ってはならない、不信心者を追放・投獄してはならない、若い娘を本人が見知らぬ年配者の男性と結婚させてはならない、小農は黙って裕福な地主に仕えるだけの存在ではない、などなど。ここで戒《いまし》められている行ないや見方は、いずれも当時、あらゆる国々のあらゆる地位の人々にとって常識だった。

こう書いても、その頃の人々が本気で自分たちの行ないを正しいと信じていたとは想像しがたいだろう。けれどもこれが当時の考え方であり、いずれにせよ大部分の人々は自分たちの社会が啓蒙されていないとは気づかなかった。人々は「災厄」から家族を守りたいと思って魔女や不信心者を焼き、浮浪者がいれば不潔で危険だと思って殴り、愛する人の病気を治せると聞いて迷信にもとづく治療を試みた。それをやめることが常識となり、今までできていたことが法律で禁じられた後になって初めて、人々はかつての行ないを新しい目で見つめ、何が正当で妥当かをめぐる新しい物語を紡ぎはじめた。歴史の本では、この新しい物語が後に「啓蒙」と名づけられる。

美術史家のエルンスト・ゴンブリッチは、小著『世界小史』で、「善」の観念が長い時間を経る中で大きく変わりうることを、愛すべき筆致で語る。「学校で使った古いノートを見つけて……それをめくっているうちに、自分はこんな短いあいだに何と変わったことだろう、と驚いた経験はないだろうか。自分の間違いに驚く一方、自分が書いた素晴らしいことにも驚かされた、というような経験が。しかし若い頃の私たちは自分が変わりつつあることに気づかなかった。実は世界の歴史も同じ過程をたどる。もしあるとき、伝令官たちが街道に現れ『皆の者！新時代の幕開けであるぞ！』とでも叫んでくれるなら、ありがたいに違いない。が、世の中そうはならない。人々の考え方は自覚もなしに変わる。そして、私たちが古いノートを見つけたときのように、不意にその変遷に気づき、誇らしげに言うのである、『我々は新時代にいる』と。そしてこうも付け加える。『人々はかつてあまりに愚かだった！』」

啓蒙の時代にも同じようなことが起こり、その後、奴隷制と女権闘争の時代にもこれが起こり、さらにのち、肉食主義からビーガニズムへの変遷がみられる現在もこれが起こっている。

居眠りする猫と焼かれた鶏

もしも読者のあなたが私と同じく、一九八三年にオランダのユトレヒトという町に生まれ、愛のある家庭で暮らし、カイという名を呼ばれて答える犬、クローチェという名の小さな灰色の猫（ひっかき癖が激しかったので「爪」を表す名前になった）、それに大きく太ったワウチェという名の茶色い猫（名前はクローチェとの語呂合わせ）に囲まれて育ったとしたら、おそらく自分は真正の動物愛好家だと言うだろう。大きくなったら獣医になろうと考える。病気の動物はみんな治してあげたいと思う。そしてもし可能なら、猫たちがいない生活はつらいということで、彼女らを不老不死にしたいと願うだろう。また、隣人の犬を散歩に連れていってちょっとしたお金を稼ぐ。朝は犬の散歩に先立ち、全粒粉パンとチーズを食べて一杯の牛乳を飲む。それからパンにジャムとチョコレートスプリンクルを載せ、オレンジジュースでのどを潤《うるお》す。自分としてはジュースがおいしいと思うけれど、周りの人々からは牛乳よりも健康に悪いと言われる。午後はサンドイッチにバターと（おいしい）ハム、もしくは（もっとおいしい）サラミをはさみ、夕食にはミートボール入りのトマトソース・スパゲッティ、あるいはローストチキンを食べる。後者は大好物で、とりわけ表面がパリパリの肉汁したたるものがおいしい。夜には布団に入って猫を隣にもぐらせ、懐中電灯でこっそり本を読む。両親はあなたがまだ寝ていないことに気づかないふりをする。そしていよいよ目を開けていられなくなったら、あなたは猫を起こさないよう慎重に懐中電灯と本を脇にやる。

もしも子どものあなたが、ある人からこう聞かされたとしよう――きみの食用として、犬や猫が脅され、蹴られ殴られ、ほとんど歩くこともできないまでに太らされ、身動きもままならない小さな檻《おり》での生活を強いられ、生後たった数カ月で殺されるんだよ、と。あなたは泣き崩れ、親がつくってくれた肉料理を口にしなくなるに違いない。考えただけで怒りと吐き気が湧いてくる。誰がこんなにやさしい動物たちを食べたいと思うのか、と。

けれどもそれこそがまさに、私たちが日々食べている牛や豚や鶏の現状に違いなく、私たちはそこに何かしらの問題があるとは考えもしない。つまり私たちは生活の中で、ペットとして飼われる動物（やさしく大事に扱わなくてはいけない動物）と、農用動物（病気にして殺して食べてよい動物）を分けている。この矛盾は今の世代に広く行き渡ったもので、説明をつけるとしたら、もう一つのごく一般的で、しかも基盤が危うい物語に光を当てるしかない――肉食主義《カーニズム》の物語である。

肉食主義

あなたや私、それに私たち以前の何代にもわたる世代は、のちに肉食主義と命名されるイデオロギーに染まってきた。肉食主義のもと、子どもたちは幼い頃から肉を食べ、動物の乳を飲むように条件づけされる。

食べていい動物、いけない動物は、各人が生まれ育つ国で畜産利用される動物の種類や、その動物たちにまつわる文化的な神話によって決まる。西洋諸国のほとんどでは、鶏・豚・牛・山羊《やぎ》・馬・魚を食べること（および虐《しいた》げること）がごく普通とされてきた一方、猫・犬・ハムスターを食べることは禁忌《タブー》だった。後者の動物たちは人々の「同居者」または「友達」とみなされる。前者は食品や利用対象とみなされる。国が違えばカテゴリーも違う。例えば中国・韓国・フィリピン・タイ・ラオス・ベトナム・カンボジア・ナイジェリア・インドネシアの一部地方・インドのナガランド州では、犬を食べることがごく普通だった。かたやインドでは牛が神聖視されるので、食べるのは禁忌だった。

肉食主義の時代に生きた人々は、自分たちがイデオロギーにしたがっているとは気づかず、総じて自分たちの行ないに問題があるとも思わなかった。啓蒙以前の人々が長いあいだ暗黒の中に生きていたことを自覚しなかったように、肉食主義時代の人々はみずからが肉食主義のもとに生きていることを自覚しなかった。

原因は肉食主義の物語が同時代の支配的イデオロギーだったことにある。イデオロギーが支配的であるとき、つまり、それが大勢に支持される信仰体系となっているときに、この考え方は主観的かつ自主的な選択であって、信じるか信じないかを選べるものだ、と意識するのは非常に難しい。けれども肉食主義がイデオロギーなのは間違いない。生きるために肉を食べる必要がないのなら（世界のほとんどの地域ではそうだが）、肉食は現に選択であり、選択はいつでも個人が信じていることに由来する。する必要がないことをするのは、そこに確固たる理由があると考えるからにほかならない。

肉食主義の三つの神話

私たち動物消費者は、肉食主義のイデオロギーにしたがって生きることに三つの確固たる理由があると信じていた。ハーバード大学を卒業した心理学者のメラニー・ジョイは、肉食主義のイデオロギーを正当化するさまざまな神話が世に流布《るふ》し、肉食は普通・自然・必要とみなされてきたと説明する。この三つの物語は医師・科学者・栄養士・教師・父母らによって積極的に広められた。非常に多くの人々が常々語ってきたことなので、反論の余地はないようにも思われていた。

この神話が破られるまでには長い時間がかかった。まず、栄養と健康の専門家たちが、肉食は長らく考えられてきたほど健康的ではないことを確かめた。一部の肉は当時広がっていた死に至る病、例えば癌《がん》や肥満などと関連づけられることが多くなった。加えて、肉を食べない人々はよく肉を食べる人々よりも総じて健康であることが分かった。肉が健康に良くないなら、肉は健康のために必要ではないことになる。

続いて人類の祖先が肉食者ではなかったことも判明した。つまり肉食は本来「自然」ではない。先に触れたホモ・ナレディはベジタリアンだったらしい。初期のホモ・サピエンスは棍棒を持って大型動物を殺し回ったりはせず、大きな肉食動物が殺した獲物の残骸から肉を得ていた。そもそも現生人類のほとんどは、産業革命の頃まで基本的に穀物や根菜を食べていた。長いあいだ、肉は裕福な男性だけが食べていた。貧しい人々は肉を買えなかった一方、女性の体には肉が適さないとの説もあった。というわけで、肉は人類史を生きた多数の人々にとって「普通」の食材ではなかった。

これらの発見については後で掘り下げるが、さしあたり最も重要な点として、肉食主義のイデオロギーを信じる人々（動物を食べる人々）は暴力的な性向を持っているのではなく、ただそのように行動しているだけだということは押さえておきたい。肉食が普通でも自然でも必要でもないのなら、肉を食べるのは極めて暴力的な選択には違いない。肉は暴力なしに生産できず、採卵や酪農も動物に危害を加える。けれどもほとんどの動物消費者は、思いやりや共感や正義を大事にしていると言うはずで、現に他の人々や特定の動物に対する態度をみればそれは当たっている。例外は食用動物とみなされる生きものたちで、かれらにだけは同じ価値観が適用されない。

二〇一七年に実施されたある大々的な研究によれば、[2]アメリカ人の七〇パーセント以上は人が動物を適切に世話する義務を負うと考えている。同じ信念は第一章で紹介した農家たちも持っていて、かれらは動物愛好家を自称していた（動物への愛情は得てしてかれらが農家の道を志望した理由ですらある！）。ところが農家たちは一方で、農場の動物たちを苦しめ傷つけ殺すことをごく普通とも思っていた。この態度は私の幼少期の思い出と、ペットを大事にしながら同時に農用動物の肉を食べていた私の振る舞いにも表れている。

まとめると、肉食主義はとてつもなく暴力的でありながら、平和を愛する無数の人々が心から信じているイデオロギーだとみることができる。人々は自分の中核にある価値観に真っ向から反するイデオロギーに固執しつづける。どうすれば賢く穏やかな人々が、深く抱く信念に反する振る舞いをしながら気持ちいいままでいられるのか。これには多数の要因が関わっている。最初の要因についてはビッグバンと進化の物語を例に挙げて示した。つまり、人々は代案がなければ基盤と論理が危うい物語を信じようとする。肉食主義の暴力的生活スタイルは自明の事柄で、人々は生まれたときからこれになじんでいく。この順応の過程を経ると、まったく異なる生き方は不可能に思えてくるので、肉食主義の生き方が妥当ということになってしまう。ほかの要因については以下で考えたい。とりわけ、肉食主義時代の有力者たちが客観的現実について大衆を欺《あざむ》いていること、そして個々人の心理が客観的現実を絶えず否定していることの二点は注目に値する。

欺き

事実確認をしよう。食肉・酪農・漁業会社は今日、小規模家族経営の商売と思われがちだが、実際にはとうの昔から数十億ドル産業の一種と化していた。二〇一八年以降、ベジタリアンとビーガンの人口は大いに増えたが、同じ期間に食肉生産者の年間収益も増えた。これは特に中国やインドのような非西洋の国々で食肉市場が成長したことによる。一九六一年から二〇一八年のあいだに、世界の食肉生産量は年間七八〇〇万トンから三億四〇〇〇万トンへと、ほぼ四倍に膨らんだ。「牛肉を食べて良い生活を」の標語を掲げるウェブサイト「ビーフ2リブ」は二〇一八年夏、世界の食肉生産が記録的な数値に達したと伝えた。

酪農業からも莫大な金が生まれる。乳を使わない代替《だいたい》品の需要は欧米圏で急速に伸び、従来の乳製品による収益は減ったものの、アジアの乳製品輸入量が増えたおかげでその下落分は相殺された。チーズは贅沢品と考えられていることもあって特に成績が良く、中国を筆頭に、増加する富裕層がこうした嗜好品の需要を押し上げている。[3]

そして漁業。この部門は未曽有《みぞう》の急成長を遂げていて、その概略を示しただけでも、二一世紀の食品システム全体がいかに動物と環境にとって有害なものになったかを示すことができる。この認識は私の知人に等しく共有されてはいない。「魚を捕まえる」といえば、多くの人々はいまだにパパやおじいさんや近隣のお年寄りがときおり話題にしていたような、のんびりした活動を思い浮かべる。町のはずれで小川を見下ろし、釣り糸を投じて数時間、うずくまった姿勢で静かな水面のほうを向いている。すると突然、魚が喰いつく。串焼きにするのに充分な大きさ、四人家族の昼食に充分な大きさの魚が――。

こんな情景は過去のものとなって久しい。

漁業は今や大規模かつ技術依存的な巨大産業で、スキャナーや大きな漁網や自動化された漁法を用いる。例えば一般的な漁法の一つは刺し網漁といって、漁網を海へ垂らして魚がかかるのを待つ。かかった魚は鱗やひれに大きな傷を負うが、網はそのまま数時間から数日のあいだ放置される。別の一般的な漁法としては底引き網漁があり、これは船で網を引きつつ魚群全体を捕らえ、中へ押し込んでいく。水揚げされた魚たちは仲間と折り重なって時間をかけながら窒息死する。さらに底引き網は進路上にあるサンゴ礁を破壊し、魚とともにほかの海洋生物も捕らえて損傷・殺害する。

しかも、網で捕らえられる魚の多くは標的ですらない――多くの魚は混獲物で、その数は通常膨大な規模になる。二〇一〇年、オランダの海域では、エビの一群を捕らえるごとに、その五倍にもなる他種の魚が殺され、海に捨てられた。スリナムなどの熱帯地方でよく捕られるエビの場合、混獲率は九〇パーセントにものぼる。オランダで好まれるもう一つの魚種、ウシノシタ〔カレイの一種〕の場合、混獲率は最大七〇パーセントになる。つまり漁獲量一〇〇キログラムのうち、三〇キログラムを占めるウシノシタは水揚げされて売られ、七〇キログラムを占めるほかの魚は死んで海に捨てられる。こうした結果、魚の生息数は激減しており、海からは文字通り魚介類が消え去ろうとしている。世界で消費される海洋生物のおよそ半数は海ではなく養殖場に由来するが、養殖業者は可能なかぎり安値で、可能なかぎり多くの魚を供給しようとする。そのため、養殖場では魚やエビをネットやケージやトレーに押し込み、薬剤やホルモンや殺虫剤を使う。結果は魚の健康や生物多様性の状態にとっても、また環境にとっても、ひどく有害となる。養殖場の温室効果ガス排出量は養牛場と同等か、時にはそれ以上にもなる。多くの魚がいる水はみるみる水質が悪化するので、養殖場ではしばしば寄生虫が広がる。その防止に抗生物質が投じられはするものの、養殖魚の二〇～四〇パーセントは病気と感染で命を落とす。

宣伝

多くの科学者は、食肉・乳製品・水産物の生産者が政府以上に大衆への影響力を持っていると考える。例えばこれらの業者は巨額の広報予算を組んで肉食主義のイデオロギーを維持できる。魅力的なコマーシャルをつくって子どもに肉食を促す、あるいは牛乳を食事に不可欠な飲みものとして売り込むなどがその手口となる。

一九九〇年代、私は犬と猫をかわいがることにエネルギーの大半を費やし、肉や乳製品を食べることでエネルギーを得ていたが、その頃に間違いなく耳にしていた言葉として、しばしばテレビに流れていたオランダの乳製品メーカーによる有名な宣伝文句があった——「ミルク。白い燃料」。

肉のつくられ方について老若の食肉消費者を無知のままでいさせることも、肉食主義を支えるために食肉・乳製品部門が用いる手立てに数えられる。屠殺された鶏は肉塊に切り分けられて、元が何であったか分からない「ナゲット」の形で売られる。豚や牛はすりつぶされて挽肉《ひきにく》にされる。「ハンバーガー」はスーパーマーケットで最もよくみられる肉製品で、もはやそれをつくるために殺された動物の原型をとどめていない。

私が本書の執筆へ向けた研究をしていた頃、スーパーや肉屋に並ぶ肉の九五パーセントは工場式畜産由来のものが占めていたにもかかわらず、目にする肉や乳製品の広告は、工業化以前の農場生活を描いた、どちらかというと空想的なイメージを用いていた。例えば肉の元となった動物たちが短い生涯の中でほとんど屋外へ出たことがなくとも、肉のパッケージには緑の草原で牛や羊が草をはむ光景がよく描かれる。牛乳やヨーグルトのパッケージには、肥大して感染を起こした乳房や腐乱する蹄《ひづめ》は描かれないが、これらの病状はホルスタイン・フリーシアン種の牛によくみられる。不自然に多量の乳を出すようつくられたこの品種は、ヨーロッパとアメリカで最も一般的な乳用牛となっている。

肉・魚・乳製品は、パッケージに人を欺くラベルを載せ、顧客を安心させる——大規模で環境に悪い動物産業の噂は嘘である、業者は今でも家族農家の精神を持ち、個々の動物を名前で呼び、尊重して扱い、楽に死なせているのだ、と。

四平方メートルの自由

鶏肉〔や鶏卵〕のラベルをみれば、動物消費者がどのように騙されているかがよく分かる。「放牧鶏」や「平飼い卵」の概念は、当の鶏たちがいわゆるバタリーケージの雌鶏やブロイラーよりも良い生活を送ったものと消費者に思い込ませる。それは事実に違いないが、ここでいう「良い」の定義はやや相対的なもので、その具体的な内容はパッケージのどこにも書かれていない。ファストフード店やレストランで提供されるブロイラーは、非常に短い期間で成長・肥大するよう育種された。そのせいでかれらはしばしば歩くことにも支障をきたすが、生後六週間で体重は約二・五キログラムに達し、屠殺の頃合いを迎える。それまでは大きな鶏舎で、一平方メートル当たり一九羽もの密度で飼われる。一羽あたりの広さは畑のカリフラワー一株に与えられる面積よりも小さい。鶏舎に押し込められた鶏たちは互いを傷つけたり病気になったりすることがよくあるので（そして病気の鶏や早死にした鶏の肉は売れない以上、これは農家の損失になるので）、かれらは予防的に抗生物質を投与され、くちばしを焼き切られる。

麻酔は使われない。

もう一つ。くちばしは鶏にとって最も大事な感覚器官である。

家禽《かきん》農家は苦しみの原因（小さすぎる空間に多すぎる動物を囲うこと）を取り除くのではなく、動物をそれに適合させる道を選んだ。これもパッケージには書かれていない。小さな文字で注記されてすらいない。

というわけで、「放牧」ラベルは当の鶏が一般のブロイラーよりも多少良い生活を送ったような印象を与える。「放牧卵」や「放牧鶏肉」を買う人々は、「放牧鶏」が外を好きに歩き回り、広々とした空間で地面を引っ搔けると思い込むことが多い。実際の放牧鶏は一平方メートルの空間を自分以外の九羽と共有する。ブロイラーやバタリーケージの雌鶏と違い、放牧鶏は確かに外へ出られるものの、ほかの数百羽は巨大な閉め切った鶏舎に囲われ、その床には「鶏の引っ搔き跡」が広がっている。施設によっては外へ通じる出口が設けてあるが、そのようなものを設けずとも放牧認証は得られる。また、屋外のスペースがあったところで鶏たちに文字通りの「自由」はなく、一羽に与えられる空間は平均四平方メートルしかない。ブロイラーと同じく放牧鶏も予防的に抗生物質を与えられ、くちばしを焼き切られる。そして放牧鶏も急成長するので、生後およそ九週間での屠殺が農家に儲けをもたらす頃合いとなっている。

禁止

これ以外でも、極度に集約的で動物に過酷な畜産慣行には同じような誤解を招くラベルが使われる。例えばアメリカでは、動物福祉の認証機関が子豚と子牛の去勢に関し、三つの異なる「人道的」方法を定める。外科的処置、ゴムバンド法、精巣破壊がそれで、いずれも麻酔は用いない。加えて、農用動物に「人道的保護」を与えるべくアメリカ政府と畜産業界が共同で作成した、いわゆる二八時間法という法律によると、動物を屠殺場へ送る輸送機関は、二八時間ごとに止まって動物に食事・給水・運動をさせなくてはならない。これは裏を返せば、動物をトラックに押し込み、食料も水も与えず寒さや暑さにさらしても、その状態が二八時間以上続かないかぎりは「人道的」とみなされる、ということを意味する。

動物消費者の大半は動物製品をつくる巨大商業施設に関わることがないので、こうしたラベルに簡単に騙される。消費者が訪れるのは、ふれあい動物園や山羊農場のような、娯楽・教育・営利目的で動物を囲う小さな農場で、こうした施設は多くの町にみられるが、一般的な大規模の鶏肉・豚肉・牛肉生産企業とは似ても似つかない。後者は戦略的に、人の少ない地域、動物消費者の耳目に触れない地域に建てられる。

仮に疑いを抱いた動物消費者が巨大畜舎や屠殺場を訪れたくなったとしても、そう簡単にはいかない。それらの施設は部外者の立ち入りを認めず、（例えば動物の権利活動家が今でも試みるように、撮影などをする目的で）フェンスを越えれば法律に触れる。アメリカでは動物事業テロリズム法に反した動物の権利活動家はテロリストに指定される。ヨーロッパでもこれに劣らない効果的な手法があり、オランダではテレビの公共サービス情報を通して人々に「動物過激主義」への警戒を呼びかけるといったことが行なわれる。

ただし、動物消費者が肉食主義のイデオロギーに囚われているのは、食肉・乳製品業界の効果的なマーケティング手法のせいだけではない。肉食主義の強力な助っ人は私たち自身の体に潜んでいて、動物消費者はその存在に気づいてもいない――それは私たちの脳である。

統制された脳

私たちの脳は、各人に付き添う一種の護衛にたとえられる。脳は込み入った情報、痛ましい情報、混乱する情報から私たちを守るために最善を尽くし、私たちが幸せかつ穏やかでいられるように計らう。心理学者らの発見によれば、人は自分の信念に適う行動をとるとき、また自分の信念・思想・意見が一貫した論理を形づくるときに、最も気分が良くなる。信念・思想・意見が自分の本心に合わなかったとき、あるいは信念に反する行動をとったときには、不愉快な緊張感が生じる。専門的な文献では、この緊張感を「認知不協和」という。ただしさいわい、私たちの体には緊張が高まった際にすかさず立ち入ってくれる強力な護衛装置がそなわっている。脳はこの不協和を軽減するためにさまざまな応急処置がとれるよう、自己訓練を積んでいる。

る。

脳がよく用いる処理戦略の一つは、新しい情報に接した際に絶えず信念を順応させることからなる。これは即座に行なわれるので私たちは気づかないが、こうして建てられた防壁は、心の平穏を乱しかねない新情報をかなりの程度まで遮断する。

例えば研究によると、動物消費者は幼い頃から「食用」と教えられてきた動物の知能を、習慣的に食べない動物の知能よりも低く見積もる傾向がある。この見方は今日でも動物消費者に根づいているが、二一世紀の科学者たちは、豚が少なくとも霊長類と同程度の知能を持つこと(学習によってコンピュータのジョイスティックを操れるようになるなど)、豚が恐れや幸せなどの感情を抱くこと、犬のように遊びたがること、社会性を持つこと、仲間の豚が死んだときに悲しむこと、一頭での食事よりも仲間との食事を好むこと、そして人と同じように他者に共感できることを証明してきた。

証拠は至るところにあり、それはジャーナリストの手で広く読まれるニュース媒体に書きつづられ、テレビの解説者によっても語られる。ところがその情報の意味するところが動物消費者の多くに通じている様子はない。人の内なる生真面目《きまじめ》な護衛はただちにそうした情報を遮断するので、消費者らは豚を巨大豚舎に囲い、遊びを許さず、生まれて間もなく母から引き離し、幼くして屠殺する営みが、そう悪くないといえる理由をひねり出せるようになる。そこでかれらは言う――「ふむ、なるほど、豚は考えられていたよりも賢いのかもしれない、だが時間の観念はないだろう」と。あるいは「豚は『死』が何かを理解しないので、それを経験させてもさして問題はあるまい」、あるいは「ほかにしようがないじゃないか、健康のためには肉が必要なんだから」と。これらの言い訳はすべて、動物科学者や保健専門家の新発見を通し、何度も無効とされてきたが、それでもなお、自分の信念にしたがって行動し、認知不協和を逃れたいという人の欲求には敵わない。認知不協和を逃れる唯一の方法は行動を変えること、つまり肉食をやめることに尽きるが、これはとりわけ周囲の大多数が肉を食べつづける社会にあっては、多大な努力と慣れを要し、苦痛も伴う。認知不協和を防ぐもう一つの方法は、信念のほうを行動に合わせることとなる。動物消費者は自分を善良で友好的で文明的な人間とみる。そして善良で友好的で文明的な人間は、知能と感受性のある生きものを不必要に苦しめたりはしない。というわけで、かれらの中では、豚は引きつづき愚かで感情がなく、肉は引きつづき人の健康に必要ということになっていなければならない。

護衛に白星。

歴史上の例外

私たちの脳はもう一つの巧みな戦略を駆使して、不愉快な緊張に対抗する――厄介な情報に「例外」のラベルを貼るのである。賢い脳は、動物は大事に扱われる権利を持つけれども、人が利用するためにこの地球に生まれた動物は例外だと考える。このトリックは肉食主義だけでなく、歴史上のさまざまなイデオロギーや時代に対して用いられる。

二〇世紀の初頭まで、女性は充分に理性的ではないので投票権を持つべきではないという考えが広く支持されていた。女性は「別物」なので例外、というわけだった。[4]

一八六五年に多くの白人が抱いていたのは、黒人が生まれつき白人よりも愚かで怠け者で信頼できず暴力的であり、ゆえに教育や優れた仕事を与えても利益にならないだろう、との信仰だった。黒人は実のところこの上なく有能で清潔で法律にしたがうことを難なく証明できるので、人々はすぐにこうした見方が事実無根であることに気づいたはず——と考えるようであれば、それは人の頭に居座る護衛と、こうした支配的イデオロギーのしぶとさを甘く見ている。これらの装置は新しい議論や思想を受けつけない点で驚くほど頑固らしく、その一因は信仰者が主観的確信と客観的証拠の悪循環に囚われることにある。例えば、優れた仕事のほとんどは現に白人が独占しているので、それを思うにつけ、黒人が劣等だという確信はいよいよ強まっていく。平凡な白人は例えばこのように論じた。「見ろ、黒人はもう奴隷ではないというのに、いまだ黒人の教授や判事はほとんどいないじゃないか。黒人が我々よりもバカで怠け者なのはこれだけで明らかだろう」。というわけで、黒人は最高の社会的地位に就くことを許されず、かたや高い社会的地位に黒人がいないことがその劣等性を裏づける「証拠」となった。

この「例外戦術」は痛ましいほど長きにわたって力を持ちつづけた。一九五八年には、クレノン・キングという名の黒人男性がミシシッピ大学への入学を希望した結果、精神病院に収容された。判事がこの決定を下したのは、そんなことに挑戦できると考えるような黒人は明らかに狂っている、と考えたからだった。白人の優越性はこの判事からみて、普通かつ必要かつ自然なことだった。

どこかで聞いたような言葉ではないだろうか。

肉食主義について話している最中にこんな回り道をしたのは、白人の祖先らによって黒人が被った侮辱的で浅ましい仕打ちを、肉食主義時代の動物たちが被る経験と見比べるためではない。肝心な点は、論理的でもなく、私たちの中心的な価値観にも真っ向から反するような物語であっても、数年、数十年、ことによると数世紀を生き延びる、という事実にある。そうした物語は社会の有力者によって、文化的な思想によって、さらには私たち自身がほとんど気づきもしない内なる思想によって広められていく。

逸脱者

本書を書いている今、神話を見破ったためにこうした心理トリックが通じなくなった人々が大勢いる――ビーガンである。かれらはまだほんの少数にすぎないので（社会学者なら、ビーガンのイデオロギーは「支配的ではない」というだろう）、現時点では動物消費者や乳製品消費者ではなくビーガンこそが、逸脱した不合理な信仰体系を持つ人々のようにみえる。この「例外」の人々に対応した特殊なレストランもあるが、「普通」のレストランでかれらが食事をするとしたら、自分用に一切の畜産物を使わないで料理をつくってもらえるかどうかをシェフに尋ねなければならない。飛行機で食事をとろうとしたら、「健康・信条にもとづく特殊な食事条件」に該当するメニューを前もって予約しておく必要があり、友人や家族の家で食事をする際には、自分の「特殊」な食事について考慮してもらえるかを家の人に礼儀正しく尋ねることが不可欠となる。客を迎える側は畜産物なしで調理をすることに慣れていないのでストレスになることもある。ビーガンの要望を奇妙もしくは無礼と受け止め、苛立つことも珍しくない。うちでつくるとびきりのラムレッグを食べたくないのか、どうしてただ周りに合わせることができないのか、と。

次章ではビーガンがいつ、いかにして逸脱者から普通の人々へと変わったかを示したい。肉食主義の全盛期に、かれらは信じられないほど急速なイメージ変化を遂げていた。ここ数年で少数派のビーガンたちは、青白い顔をしたつまらない人々の暗い集まりから、セクシーな腹筋を誇るエリート主義者のクラブに変わり、さらにはタトゥー肌の、丸ぽちゃの、同性愛者の、あるいはその他の「普通」の人々からなる大集団へと育った。

間奏曲——何も分かっていなかった

台所に漂う潮の香りはかすかに粘土の匂いを思わせる。調理ロボットが電子音を響かせ、真空調理機が止まる。ウィンストン・スミスが壁のスクリーンを見ると、そこに映った町の地図上で三つの赤い点が互いに近づいていく。妻と息子と孫が帰宅中で、間もなくここへ来る。完璧なタイミングだった。

「急速冷却開始、微温」とウィンストンは調理ロボットに命じる。これは一家で購入してオブライエンと名づけたものだったが、名前の由来はとうに忘れた。ウィンストンは腰に手をやって背をそらし、肩を張った。

「急速冷却を始めます」とロボットが台所で告げる。感じのいい男性の声で、ウィンストンは今やこれを家族の一員のようにみている。手を叩いて言った。「オブライエン、音楽。調理用プレイリストから」

たちまち台所にサクソフォンの演奏が響き渡り、ウィンストンはそれに合わせて口笛を吹きはじめた。砥石《といし》で二、三度、ナイフをとぐ——彼は今でもかつて教わった通り、手作業という時代がかったやり方でこれをする。砥石を使えば好きなだけナイフを鋭くできる。

自動の研磨機だとこうはいかない。

「料理が微温になりました」とオブライエンが言う。

ウィンストンは真空冷却機からパッケージを取り出し、中身を分厚いまな板に広げた。赤黒い液体が木の溝に染み込む。ナイフの先端近くを持って、ゆっくり切る動作を始めた。このレシピでは正確さがカギになる。スライスはなるべく薄いほうがいい。今や指先も赤く染まった。さいわい、エプロンはしている。

不意に音楽のボリュームが下がった。ウィンストンは待ち焦がれたように孫のスィーメが入ってくるほうを見つめた。長身のスィーメに隠れて、すぐ後ろに息子のジョージがいる。

「父さん、入るよ」とジョージは明るく挨拶した。

スィーメとジョージの家は、ウィントンとユリアが暮らす家と同じ区域にあり、二つの家で家族の住居をなしている。週に一度、四人は家族として一緒に本物の食事を楽しむ。集まるのはたいていこの台所で、その夜はほぼいつもウィンストンが料理をつくる。彼には充分その時間があり、妻にはない。年金受給者でありながら体はなお丈夫な同世代の多くと同じく、ユリアは長時間のボランティア労働に励み、環境破壊の傷跡を癒やす大気・海洋浄化事業に精を出している。ウィンストンのほうは昨年、背中の問題がどうにもならなくなって、七五歳の誕生日を機に引退した。

口には出さないが、ウィンストンは家にいられる時間が増えてひそかに大きな幸せを感じていた。引退して間もなく、彼はロボット犬のミスター・チャリントンを連れて地区のはずれに暮らす水中農家のもとを訪ねること、買い物をすること、家族のために料理をつくること、それに何より、皿とナイフとフォークが並んだディナーテーブルで一緒に食事ができることの喜びを知った。

ユリアと違って、彼は栄養カプセルとシェイクにはどうしてもなじめなかった。妻は使い勝手がいいと考え、これを「時短」と呼んでいる。ウィンストンからすると、こうした調理済み食品の味わいは家族で食卓を囲まない夜のようにつまらない――そんな夜も、本物の食品を調理して食べることに時間を使わなくてよくなった今や、以前にまして長くなったように感じられる。栄養カプセルのせいで体重も増えた。ユリアはありえないと言っていて、理論的にはその通りであるし、彼もそこは理解している。カプセルには一日のエネルギー源として充分な量のカロリーと栄養分だけが含まれ、余計な脂肪になるものはない。しかし実際にはシナリオ通りにならない。胃袋は栄養カプセル一錠が旧来の一日三食に取って代わることを覚えたくないようだった。カプセルを飲んだ日はいつもひどい空腹を感じる。最近では、冷蔵庫が自動で中にどれだけの食品が入っているか（また誰がそれを使うか）を教えてくれるおかげで、かろうじて余計な料理をつくらずに済んでいる。一日おきに飲むシェイクは、とりあえず腹に何かを入れた感覚にはなれる。どろどろした舌ざわりにはなじめないが。

「やあ会いたかったよ！」と彼は息子と孫を迎えた。奥で入口の電動ドアが静かに閉まる。危なくないようナイフを後ろに差し込み、ウィンストンはかがんでスィーメを抱こうとしたが、孫はそれを払いのけ、祖父の手を睨《にら》んだ。

「汚い、おじいちゃん」とスィーメはつぶやき、リュックサックを下ろす。「シャツが汚れるでしょ。なんでそんな面倒くさい料理をつくるのさ」。孫は冷蔵庫を開けてカップにダークグリーンのビタミンジュースを注いだ。その後ろでジョージは眉を吊り上げ目を剝《む》いている。ウィンストンはニッと笑顔を返した。最近のニュースに現れる神経科学者らの話では、若い世代の共感を司《つかさど》る脳の部位は、自分たち肉食主義者の世代よりも大きく発達しているとのことだが、機嫌の悪いスィーメを前にすると、ウィンストンはこの孫がどうやら例外ではないかと感じる。

「今日はどうだった？」と彼は尋ねた。調理台に両手をついてスィーメとジョージを交互に見る。

「とりあえずいいことがあったよ」とジョージが答えた。息子は家から高速ソーラーバスでわずか三時間のところにあるユーラシア地方の巨大な健康ラボで臓器培養の仕事をしている。充実しているようだが少し疲れ気味にも見える。無理もあるまい――見た目では分からないが、息子はもう五〇歳にもなる。顔にはまったく皺《しわ》がなく、体は引き締まって筋肉もあり、髪は豊かで黒々としている。

「ドナー肺の開発は着実に進んでたんだけど」とジョージは耐水性シューズを脱ぎながら言う。ラボが海上地区にあることはウィンストンも知っているものの、息子が明るい色の耐水作業着で歩き回る様子はいまだにおかしい。こちら側の世界ではすべてのものがからからに乾燥している（地区の建物は、洪水に耐えられなくても熱とハリケーンに耐えられれば問題ない）。「今朝いい報せがあって。試験結果で被験者全員が組織に良い反応を示したから、来週実施予定の手術はいけそうってことになったよ」

「すごいじゃないか！」とウィンストンは叫んだ。そして頭を振る。この頃の進歩には付いていけない。自分が若い頃には肺癌《がん》で死ぬ人々もいたが……そのうちこれもしつこい風邪程度のものになるのだろう。具合はかなり悪くなるが仕事を休むほどではない、と。

「お祝いがよさそうだな。今夜は白ワインか。まだこの辺に良いボトルがあったはず……」返事を聞かずに彼はワイン棚のほうへ向かい、ボトルを一本取り出してワインクーラーに入れた。

スィーメはやけにおとなしいが、ウィンストンはオブライエンにボトルの冷却を命じつつ、ジョージの様子もおかしいことに気づいた。何か警告をしたそうな目でこちらを見つめているが、それが何なのか読み取れない。息子のシャツは何のストレス信号も発しない——プライバシー重視やら何やらの理由で機能を切っているのだろう。

ウィンストンは調理台に戻って夕食の準備を再開した。「スィーメのほうはどうだ？」とナイフに目を向けたまま尋ねる。「学校はどうだった？」

孫は何かをつぶやいたがウィンストンには分からない。ソーラーボードからひょいと床に飛び降りる音が聞こえた。「ボードと学校のものは廊下に置いておきなさい、ほら」。ウィンストンの声は苛立っているというより堪えているようだった。「でなきゃ、おばあちゃんが入ってきたときにつまずくから」。スィーメは大げさにため息をつくが、ウィンストンは聞こえなかったように床のものを片付けた。「そういえば今夜のエアサッカーは何時からだ？ 食事は三〇分でつくれる」

「三四分かかります」と調理ロボットが修正する。

「いい匂いだね、父さん」。ジョージの声は温かい。もしかするとスィーメに問題はないのかもしれない。ただ一日頑張って疲れたというだけで。「でも急がなくていいよ。ここへ来る最中に話していたんだけど、スィーメは今夜の練習には行かないって。あまり調子が良くないみたいだから」

「べつに調子は悪くないけど」とスィーメが割って入る。「ていうか練習に出るとか出ないとか一言も言ってないから！」

ウィンストンが孫のほうを向くと、スィーメは物凄い形相で父のほうを睨んでいる。「誰が病気だなんて言ったの？」。スィーメは声を震わせて言う。目は光を放ち、首には赤みがさしている。「ただこんなものは食べたくないって言ってんの！ すぐ栄養カプセルを飲むから！」。どさりと椅子に腰かけてスィーメは苛立たしげにスケートシューズを脱ぎはじめる。ウィンストンは孫のTシャツがここへ入ってきたときよりも黒みがかっているように思ったが、ただの想像かもしれない。育児指導員によれば、新世代の青年が日常的に暗い色を発するのは普通だという。大人になる過程の一環なのだろう。

ウィンストンは流しで手を洗った。「本当に食べないのか？」と苛立ちを抑えながら尋ねる。「今日はシースペルトとナッツチーズのビーチビーツだ。好きだろう」。思っていることは言わない。定期的に家族で食卓を囲むのは大事で、特に肉食世代と非肉食世代がいる家庭ではそれが欠かせない。家族の非肉食者が繊細な年頃ならなおさらである。栄養カプセルは手軽で健康的だけれども、栄養指導員その他の専門家によれば、絆が深まる伝統的な団欒《だんらん》の代わりにはならない。夕食の席をともにして、ゆっくりナイフとフォークを扱い、食べものをよく噛む……こうした流れの中で、実のある会話や感情のやりとりを交わす時間がつくられる。

ウィンストンはスィーメのほうを見ないようにしつつ、食器棚から四枚の皿を出した。また何かうまくいかないことがあったわけでもないだろう。まさか、と彼は思う。ジョージとスィーメが喧嘩を？　それとも学校の問題？　失恋？　機嫌を直してくれればいいんだが。「今朝の血液データだとマンガンの値が少し低かったか」とジョージがスィーメに言っている。腕時計でスィーメのデータを見ているらしい。「だからおじいちゃんは今夜の練習向けに最高の料理をつくってくれたわけだ」

「ビーチビーツとシーグレインは比較的多量の亜硝酸塩とナイアシンを含むので、家族構成員スィーメに推奨できます」と調理ロボットが補足する。「亜硝酸塩はミトコンドリアの効率性を改善し、運動競技のパフォーマンスを向上させます。ナイアシンはストレス制御と有性生殖に関連するホルモンを生成します」

「オブライエン、うるさい!」とスィーメが叫んだ。

ウィンストンは皿を手にしたまま立ち止まる。調理場ではまだサクソフォンの音色が流れている。

孫のTシャツは今や真っ黒といってよかった。

「さて、何があった?」とウィンストンが尋ねる。ジョージはスィーメのほうを向いてうなずき、静かに息子のボードとバッグをよける。

「スィーメ?」

孫の声は小さすぎてほとんど聞き取れない。「おじいちゃんとおばあちゃんが動物を殺して食べていたのが信じられない」

そういうことか。

「殺してもらっていたんだよ!」ウィンストンは抑えきれずに大きな声を出してしまった。頑張って深呼吸をする。なんということだろう。ここのところ何度もその話をしているというのに。円い食卓に皿を置いた。

「これはなかなか大きな違いなんだよ、スィーメ」

とりあえず落ち着こう。まず考えて、それから話す。一言一言が重要になる。頭では栄養指導員と家族心理学者とニュースキャスターの言葉がごちゃまぜになりつつあった。専門家は何と言っていたか。これは世代をまたぐ蛋白《たんぱく》質革命の当然の一コマで、その際には若い家族メンバーがかつて動物消費者だった世代を咎めることもある、と。今は誠実になって、辛抱強く構えることが重要。不都合な部分を隠してはいけない――それをするとなおさら事態は悪くなる――けれども同時に、かつては動物消費が個人を超えて社会的に促されていたことを絶えず強調する必要がある。「おじいちゃんみたいな昔の人間にとってはそれが決定的な違いだった」とウィンストンは落ち着きを取り戻して言った。「当時の視点に立って考えようとしてほしいんだが」。家族療法の授業で練習したように、努めて親しげに聞こえる話し方を心がける。引き出しから四本のフォークとスプーンを取り出し、皿の両脇に置いた。そうだ、ナプキンが。ナプキンと(誰かが飲みたがるようなら)ワイングラスは欠かせない。ウィンストンはスィーメの向かいに座り、パイナップルレザーのエプロンで指を拭いた。逆効果だった――指はなお赤く染まった。「昔はそれが普通だったんだ。あの頃は何も分かっていなかった。みんながそうしていたから」

「分かってる」とスィーメがつぶやく。表情は引きつっているようで、カメラや美肌フィルターを通さずに見たときはいつも気づくことだが、額には小さな赤い吹き出物がある。「前にみんなでカウンセラーのところへ行って、おじいちゃんたちのやっていたことは理解できるって言ったのは嘘じゃないけど、今日、歴史の授業で本当にすごい昔の食習慣のドキュメンタリーを見てから、一日じゅうそれが頭を離れなかった」。スィーメは何かを訴えるような目でウィンストンを見つめた。「やっぱ、おじいちゃんたちは牛を食べたんだよね？　しかも牛の母乳まで飲んで」

ウィンストンはうなずく。背中の筋肉が引きつっているのが分かる。ここ数年、彼は孫から何十回も似たような質問を受けて、だんだん面倒になりつつも答えていた。今夜はただ家族で楽しみたいと思っていたうえ、料理にしても、将来世代のために頑張るジョージの成功を祝いたいと思って用意したもので、過去の話をするつもりはなかった。全部昔のことなのだから。かつて政府は家畜繁殖禁止法を設けて、オランダにいる家畜の数を三〇パーセントに減らした（それ以前は残り七〇パーセントの家畜が輸出用に繁殖されていた）。のみならず、政府は酪農業者への補助金を打ち切り、野菜農家への補助金支給を始めた。蛋白質革命が本格的に起こり、政府のテレビCMは気候変動を遅らせるための最後の望みを懸け、動物性食品の消費をやめるよう人々に呼びかけた。動物が当たり前に食べられていたのは、それよりずっと以前のことになる。

ウィンストンとユリアは時代の変化に押されて、植物性の代替食品が手に入る国々でほとんどの人々がしたように、完全な菜食へと移行した。どのみち選択肢は多くなかった。政府の補助金が打ち切られると、食肉と乳製品の値段は跳ね上がった。肉はほとんどの人にとってそれ以前の世紀、つまり工場式畜産以前の時代と同じく、手の届かないものになった。それから畜産物は悪い評判を買うようになった。肉を食べられる場所は特別な肉食者用カプセルだけになった。これは窓のない小さな部屋で、中に入った動物消費者は、新しい子ども世代を動揺させないよう、その目に触れない形で、法外な値段となった肉にありつくことができた。

ユリアとウィンストンはそこまでしたいと思わなかった。カプセルの中にいた肉中毒の人々は例外なく不幸で不健康そうだった。目を見れば分かる。初めのうち、二人はときおりコオロギバーガーを食べることがあった（まだ昆虫食は許されていた）が、しばらくして培養肉を選ぶようになった。

目の端でウィンストンはジョージの視線を感じた。息子は憐れむような表情をしていた。考えていることは分かる。ジョージも自分も、祖父母世代が肉食の過去について真正直《ましょうじき》にならなければどうなるかを知っていた。家族心理学者はスィーメが祖父母に怒りと混乱を訴えるのは良いことだと言っていた。それをしない新世代の子どもたちは家族と縁を切ることが多いという。

そういう意味では、常に自分とユリアとスィーメの仲介役を務めてくれるジョージがいるのはさいわいだった。蛋白質革命の後には、もっと親に理解のない子どもたちが大勢現れた。かれらは汚染や気候や動物搾取のことで親を責めた。無数の新世代が肉食者の親と縁を切り、孫たちのあいだでも祖父母の顔を二度と見たくないという考えが広まった。新世代は離れた地区に集まった。動物消費者だった世代から可能なかぎり離れていられる、世界の別の地域に。ウィンストンは自分の家族がそうなってほしくないので、スィーメとはまた、今夜も今後も、必要なだけ話をするつもりでいる。

「蛋白質革命が起こる前から、おばあちゃんとおじいちゃんはずっと動物性食品なしで暮らしていたんだよ」と話を再開する。壁に映った町の地図をチラリと見返すと、赤い点が地区の縁にさしかかったところで光っている。ユリアが守衛と雑談しているのだろう。あと一〇分かそこらで帰ってくる。一度でいいから妻にこのタイミングで帰ってきてほしかった。ユリアは汚染浄化の仕事で帰りが遅いので、スィーメが怒ってここへ訪れるときにはいつも彼が一人で相手をしなければならない。「それに若くてまだ肉を食べていた頃も、有機のものだけを買っていたんだ」と彼はスィーメに語る。食卓に肘《ひじ》をついてスィーメのほうへ身を乗り出した。「もちろんそれだって何の違いもなかったわけだが、分かっていなかったんだよ。有機の畜産と屠殺は、そうじゃないものより動物のストレスと痛みが少ないだろうって、本気で信じていた」。視線を下ろすと、まだ指先はビーツで赤く染まっている。急に疲れを感じた。まだ環境の話がまるまる残っている。

第三章

青白い怒りん坊から
セクシーな美男美女へ

肉食主義時代の多数派を簡単に擁護しておくと、初期のビーガンらは間違いなく友達になりたくないと思う人々だった。はっきり言ってしまえば、かれらはどこかおかしく、嫌な感じがした。なるほど一面で正しいところもあったので、悪い印象はそのせいではなく、かれらが自分の訴え（というより自分たち自身）を魅力的に飾らなかったことにある。ヒトラーがベジタリアンかビーガンだったという噂もまったく印象を良くする役には立たなかった。

最初のビーガンたち――アダムとイブとピタゴラス学派

初期の人類は種子や果物やほかの植物を食べて暮らしていたので、実のところ最初のビーガンだったともいえるが、その食事を選択とみなすのはやや無理がある。かれらはただ手に入るものを食べていただけで、植物は動物よりも得やすかったにすぎない。続いて気候変動の時期が訪れると植物は育ちにくくなったため、人類はためらいもなく残酷さを伴う食生活に切り替えた。かれらは動物の狩猟を始め、これは蛋白質《たんぱく》革命の時代まで続く。そして私が知るかぎり、当時の洞窟壁画で罪悪感を匂わせるものは一つも見つかっていない。

聖書を紐解くと、アダムとイブは植物を食べていたことが分かる。二人は果食主義者《フルータリアン》で、種子や生《なま》の果物、それもできれば木から落ちたものを食べていた。創世六日目に神はフルータリアン食を命じる。「見よ、われは全地を覆い種を結ぶあらゆる香り草と、種ある木実《このみ》をならすあらゆる木をそなたらに与えた。これはそなたらにとっての肉である」と神は魅惑的に言う。

これだけでもかなり厳格なフルータリアン食だが、神はさらに制約をかけ、アダムとイブにもう一つの掟を告げる。「園《その》のあらゆる木々よりそなたらは自由に食を得てよい。ただし善悪の知識の木よりそれを得てはならない。なんとなればそこから食を得れば、その日にそなたらは死するからである」。楽園の木になる果実はどれでも食べて構わないが、善悪の知識を与える木については別で、その果実を食べてはならず、食べればその日に死ぬという。これは凄い。果物しか食べてはならないのに加え、特定の果物はダメということになった。

というわけでアダムとイブは動物性食品を食べなかった（しかも穀物も野菜も禁断の果実も食べず、少なくともイブが我慢できなくなるまでそれが続いたが、この話は別の本に委《ゆだ》ねたい）。もっとも、原始時代の人類と同じく、二人も実際にはその生活スタイルを選択したのではなく、神に命じられただけだった。したがってアダムとイブも、自主性と自覚を持たないビーガンの例に数えられる。

動物への思いやりから意識的に肉やほかの動物性食品を食べない選択へ向かう人々が現れるのは、もう少し後の世代からとなる。が、古代ギリシャにはすでにそうした人々がいた。そう、古代ギリシャといえば、オリンピックの大会では牛その他の動物を喜んで神に捧げ、アポロンは狩猟の神と描かれ、裕福な地主らは平日にも贅沢な肉料理をむさぼったことで知られるが、そんなところに動物を苦しめまいとする多数の集団が存在した。率《ひき》いたのは時の思想形成者、すなわち哲学者たちだった。

ビーガニズムの哲学

哲学者のテオプラストスは肉食を不自然と考えた。根底にあったのは、動物が人間と同じ種族に属するという確信で、彼やその門人たちの目には肉食が一種の共喰いと映った。オルペウスとエンペドクレスも似た理由から肉食を控え、ピタゴラス学派は動物を愛する非肉食者たちの中で最も有名かつ最も大きな集団を形づくった。

ピタゴラスの名前は、むかし学校で習った数学の定理を通して知っているだろう。その定理〔三平方の定理〕は彼が自力で発見した。けれども学校では、数学が彼にとって唯一の関心分野でなかったことは教わらなかった。

おそらく先生方がそれを教えてくれなかったのは、ピタゴラスのほかの方面に関する話のほうが遙かに面白くて、生徒が数学の定理をすぐに忘れてしまうと思ったからに違いない。ピタゴラスは紀元前六世紀の終わり頃に生き、存命中は哲学の学派を率いていた。ピタゴラス学派が奉じた哲学は、殺生を禁じ、流血や動物供儀《くぎ》から距離を置くよう命じた。この厳しい掟の背景には、動物が魂を持ち、ゆえにその殺生は残忍であるというピタゴラスの信念があった。彼自身は遙かに気品のある言葉でそれを語っている。

あわれ、おのが肉の内に肉を飲み込み、この欲深き体に他の体を押し込んで脂《あぶら》を蓄え、一つの生けるものを他のものの死によって養うとは、何たる邪悪！　至高の母なる大地が与えたもう、この豊穣《ほうじょう》の中にあって、そなたらは巨人キュクロプスのごとく振る舞い、残忍な歯をもって惨《むご》い傷を負わせることでしか満足を得られぬというか！　その邪《よこしま》にして飽くことを知らぬ胃の空腹は、他の命を損なわずして癒せぬというか。[1]

ピタゴラスはさらに、人が動物を殺すことに慣れたら他人を殺すことへのためらいも薄れるだろうと考えた。

つまり、残酷な食事は残酷な生活につながる。

ピタゴラスの生前にどれだけの門人がいたのかは記録されていないが、鉄の意志を持つ者でなければこの教団にいられなかったことは分かる。最も熱狂的な門人はピタゴラスの家に住み込んで禁欲生活を送り、私物の所有は許されていなかった。ほかの門人は自分の家に暮らしながらも、学派に加わりピタゴラスの哲学にしたがって生きようとした。

数学はこの諸事にわたる哲学の単なる一部というだけでなく、明らかにその重要な部分を担っていた。ピタゴラスと門人たちは、数や数比や空間的形状が世界と現実を理解するための鍵だと信じていた。その鍵を見出す努力の一環に、パンと植物（生《なま》もしくは調理したもの）、またときに蜂蜜、ごく稀に魚を含む食生活があった。葡萄酒《ぶどうしゅ》も禁じられていたが、理由ははっきりしない。豆もそうで、逸話によればこれはピタゴラスが、放屁をするごとに魂の一部が失われると信じていたことによるらしい。

真偽はともかく、門人以外の同時代人はピタゴラスを少々おかしな人物とみた。ピタゴラスは迫害され、門人らと逃亡することを余儀なくされる。その後のピタゴラス主義者についてはほとんど何も分かっていないが、始祖の教えは決して忘れ去られなかった。

新聞紙の上で寝る

それから凄いことになった。何世紀も後、一八四七年に、不屈のピタゴラス主義者たちがベジタリアン協会を立ち上げたのである。今度の舞台はイギリスだった。

ベジタリアン協会の創設にぴったりの土地だったといえる。イギリスはほぼベジタリアン食というべきインド料理になじみがあったのに加え、当時の常識に反して人間と動物はそう違わないと説いていたチャールズ・ダーウィンの思想も広まっていた。

「ベジタリアン」という語は当時のピタゴラス主義者らによって、「健康な生を送る」という意味のラテン語vegetusをもとにつくられた。「ビーガン」という語は一九四四年に、ドナルド・ワトソンとその妻ドロシーが、より徹底したベジタリアニズムを指す言葉としてつくった。二人はvegetarianの最初と最後の音節をとってveganとし、これによって正統な流派の名が生まれた。やがて似たような組織がイギリスや他の国々で結成される。一八五〇年にはアメリカで、一八八六年にはオーストラリアで、一八九二年にはドイツで、ビーガンやベジタリアンの協会がつくられていった。

もっとも、これらの団体はまったく人気がなかった。

それもそのはずで、当時のベジタリアン料理は、科学ジャーナリストのマルタ・ザラスカいわく、「味気ないどろどろの」ものだった。文化規範としての食肉消費を主題としたザラスカの著書『肉中毒』によれば、一八九〇年から一九二〇年のあいだにベジタリアン料理店を訪れた人が食べられたのは「色が抜けたつまらない人参、それに大盛りのみじめな茹《ゆ》でビーツ」といった代物で、塩と香辛料はアルコール同様、健康に良くないと考えられていたので使われていなかった。

なんて素敵なメニューだろう。

そもそも一九世紀のベジタリアンやビーガンは、昔ながらのピタゴラス主義者に負けず劣らずのミニマリストだった。アメリカのベジタリアン集団に数えられるグラハム派は、当時の暮らしに多少の刺激を添えるすべてのもの、すなわち肉・タバコ・アルコール・性行為を禁じた。今日、アメリカのスーパーマーケットで売られているグラハムクラッカーは、グラハム自身が開発した小麦粉〔グラハム粉〕でできている。彼が人類に与えたもう一つの偉大な贈り物は、自慰が過ぎると聴力を失うという神話だった。ご苦労様といおうか。

ジョン・ハーヴェイ・ケロッグは一九世紀に別のベジタリアン集団を率いた人物だったが、

女性は陰核を切り取って新聞紙のマットで寝るべきだという信念を抱いていた。哲学者のエイモス・ブロンソン・オルコットがマサチューセッツ州に設けた共同体農場「フルーツランド」では、冷水での入浴のみが認められ、茶と酒とコーヒーは禁止、人工照明の使用も禁止で、着てよいのはリネンの服だけだった。羊毛は羊由来、綿は奴隷労働由来なので、使ってはいけない。創設から七カ月後にこのユートピア的共同体はつぶれた（農業経験が乏しい理想主義者らの集団が農場を営むのは大変だった）。けれどもこれすら遙かにマシと思わせるのが、カンザス州オクタゴン・シティのベジタリアン住民たちで、この共同体は蛇と蚊と先住民に追い出されるまでのあいだしか続かなかった。最後に、往年のベジタリアン活動家としてよりも小説『アンナ・カレーニナ』の作者として知られるロシアのレフ・トルストイは、富裕層に向け、土地を手放して環境にやさしい質素な暮らしをするよう呼びかけた。もう少しマシなPR作戦ならそこら中に転がっている。

オルコットは六〇歳で死に、グラハムは五七歳で、ベジタリアン協会の代表は四八歳で世を去った。かれらの死因は肉を食べなかったことではなく、結核ほか、当時一般的だった病気によると分かっているが、その説明で誰が納得しただろうか。リネンの服をまとって野菜を食べる頑固な奇人らに対し、同時代の人々はずっと距離を置いていた。

二度の世界大戦が訪れると、菜食生活の人気はさらに衰えた。軍に入れば肉の糧食《りょうしょく》を与えられ、食べるか飢え死にするかの二択を迫られる。というわけで戦時に優先される存在は動物から人間へと移った。「当時、死んだ馬に涙した者はいなかった」と作家ジョジョ・モイーズは感動作『後に残した少女』に記している。加えて、豚に涙した者もいなかった。同じ小説で、飢える主人公はパリパリに焼いた豚皮を前に、あごから油をしたたらせる夢を見る。

それからアドルフ・ヒトラーが現れ、ヒトラーはベジタリアンだった、さらにはビーガンだったという根強い噂が生まれる。これは実のところ嘘で、ヒトラーの伝記作家やインタビューされた料理人によると、彼は詰め物をした鳩肉やほかの肉料理が好きだったという。ヒトラーの死後数十年にわたって右の神話が広められたのは、ナチスが多数の動物保護法を敷いたことや、ヒトラーならびにその側近が、アーリヤ人を強く大きくすると思ってベジタリアン生活を促したことに由来する。晩年のヒトラーがマッシュポテトと野菜スープだけを食べていたという言い伝えも神話が生まれた一因と思われるが、これは特に思想的な動機からの行動ではなく、植物性の食事が胃腸の調子を良くすると見込んでのことだった。ヒトラーが抱えていたさまざまな悩みの中でも、胃に溜まったガスや便秘の問題はバカにならなかったらしい。

反体制派

二一世紀に入って、ベジタリアンとビーガンの人口は再び増えはじめた。世界は大戦から立ち直り、最悪の貧困と飢餓は拭《ぬぐ》い去られた。その一因に肉の大量生産を可能とした工場式畜産もあるが、この産業は同時に人々の不満も高めた。

社会科学者によれば、脱工業化時代にみられる菜食者の復活は現代の社会運動と捉えることができる。この分野の草分け的研究者に数えられるアルベルト・メルッチいわく、社会運動とは「集団行動の一形態であり、連帯に基盤を置きつつ、その行動を取り巻くシステムの限界を打ち破る」。

また、こう言ってもいい――社会運動の集団意識は、大衆との違いを通して立ち現れる。ビーガンの社会運動は対抗運動、対抗文化だった。対抗文化は常に主流文化ないし支配的文化の対極に位置し、そのメンバーは後者に対して賛同できない部分が多数ある。これは逆もしかりで、支配的文化に属する人々は対抗文化の人々を、苛立ちや恐れや疑い、あるいはそうした負の感情の入り混じった目で見つめる。

ビーガニズムのような社会運動と「普通」の社会集団には重要な違いがある。社会集団では人々が互いとのつながりを感じる。例えば大学時代から付き合いがあって、今も話を交わし、年に四回は一緒に昼食を食べに行く友人グループなどがそれで、各人はそのメンバーが好きだからこそ当の集団に属し、メンバーたちと貴重な思い出を共有する。社会運動の場合は違う。集団に属する自分以外の「メンバー」は甚だ癪《しゃく》に障ることも珍しくない。各人はそうした人物と友達になる必要も、会う必要もない。人々は個人的選択ではなく集合的なアイデンティティによってその集団に属する。ビーガンたちは動物製品を利用したくない人間として自分を捉えた。かれらはその自分で選んだ生活スタイルの面で、同じ対抗文化に属する他のすべての人々と重なり一丸となる一方、支配的文化からはますます遠ざかった。

脱工業化時代には「ビーガンいじめ」が広く行なわれていたので、オランダのジャーナリストであるアマレンス・エッヘラートは雑誌『フレイ・ネーデルラント』に真剣な記事を寄せ、ビーガンに味方しようとした。「なぜ私たちはこんなにもビーガンを憎むのだろう?」と彼女は問い、「かれらは何をやってもダメということらしい」と結論した。

長いあいだビーガンがあまり人気を得られなかったのは、理解に苦しむことではない。食べているものは貧相で種類も少なく、食事法と生活スタイルと哲学は社会常識からかけ離れ、風貌はどこから見ても当時の流行に合わなかった。おまけに栄養が不足していたり、サンダルを履いていたり、ひげを生やしていたり、青白かったりする。出会い系サイトのプロフィールに書かれているような特徴とはいえない。

粋な振る舞いをしているわけでもなかった。エッヘラートも述べるように、かれらは動物のことで頭が一杯だったり、「フムスについていつまでも」話しつづけたり、やたら気が立っていて攻撃的だったりした。ニュースに現れるビーガンはいつでも怒りのメッセージをつづったバナーを掲げ、工場式畜産や肉食者や世界に対して自分がどれだけ怒っているかを延々と語っていた。一部の者は屠殺場の隠し撮り動画を作成し、人々が動物たちの惨い扱われ方を確かめられるよう、それを拡散した。時に動物性食品をこよなく愛する人々がその血みどろの映像にショックを受け、すぐにビーガンになることもあったが、これは例外だった。動物消費者の大半は目を背《そむ》け、もっと愉快な動物動画にのみ目を向けた（普通は子犬と子猫の動画が人目を惹いた）。

人参おろし

肉食主義者だった私の母はしかし、現実を直視した。母は学生の頃、数カ月にわたって肉を断つことに挑戦した。それは当時の流行だったという。そう、それに母は動物を食べるのがかわいそうとも思っていた。初めて私にこの決断の話をしたとき、母は私が一七歳の誕生日を迎えた記念ということで、肉なしレストランへ連れていってくれた。

この外食に私はわくわくした。ずっと非ベジタリアンの生活を続けてきた私にとって、当のレストランは生まれて初めて訪れる完全なベジタリアン料理店だった。やってきた給仕は白いリネンのガウンをまとい、裸足で歩き回っていたが、私は何とか気にするまいと努め、誕生日祝いに赤ワインを注文した。

「昔は良い代替《だいたい》肉なんてなくってね」と、一緒にメニューを眺めているときに母が言った。オレンジ色のテーブルクロスを敷いた食卓の上ではろうそくが灯《とも》って芳香をまいている。「最近はスーパーでベジバーガーも買えるし、ほら、テンペのサテとか、ステーキもどきだってあるでしょ！　でもお母さんがベジタリアンになったときは豆腐しかなくって、味気ないものだから毎日食べたいとは思わなかったの」

母は祖母から肉が主役の料理を教わったので、ベジタリアンになったら健康でおいしい肉なし料理のつくり方を学び直さなければならなかった。簡単ではなかった、と母は振り返る。「夜に何時間も人参をおろしたりしたものよ。いつだったたか、ベジタリアン料理の本を読んだら、皮がソースになってどんな味気ない料理も引き立つなんて書いてあったから。だから毎日お父さんと人参ソースに浸かったものを食べたりしていたの」。母は苦々しい表情で私を見た。「ある日とうとう、もう人参は見るのも嫌になって、確か食事そのものを減らすようにしたんだけど、何週間かしたらお腹が空《す》いて空いて、もう限界、これ以上お肉は我慢できない、ってなったの」

二〇年後の今から考えても、両親がそうなったのは分かる。一九九九年にかののベジタリアン・レストランで食べた料理には何の調味料も使われておらず、注文した「ワイン」は蓋《ふた》を開けてみればアルコールを含まないビートジュースで、主菜はレンズ豆と豆腐と山のような人参の何かだった。

このどこかカビ臭い不人気なビーガニズムの歴史を読めば、この社会運動が二一世紀に入ってクールな若者たちを引き寄せるなど、ほとんど考えにくいことのように思える。ところがまさにそんなことが現実となった。数年のうちにビーガンは突如、最高にセクシーで格好良くて輝かしいと見られるようになる。

いったい何が起こったのか。

インスタグラムの登場である。

画像の政治

二〇一八年春、イギリスの新聞『インデペンデント』の記事で、あるジャーナリスト〔オリビア・ペッター〕はビーガンの劇的なイメージ変化に驚きの意を表した。「ビーガニズムはどんな方法で嘲笑の的となるサブカルチャーから主流の生活スタイルの選択肢へと変わったのだろう？」

彼女が驚いているのは、ちょうどこの年、植物ベースの生活スタイルがこれまでにない人気を得たからだった。

「#vegan」は突如、インスタグラムなどのソーシャルメディアで最も広く使われるハッシュタグの一つとなり、「ビーガニズム」はグーグルで頻繁に検索されるワードとなり、スポーツ界や映画界や音楽界のスターは次々にビーガンであることを公言しはじめた。

F1ドライバーで五度の世界チャンピオンに輝くルイス・ハミルトンは植物の力でこれまでにないスピードを手にした。音楽家のモービーはビーガン食生活について活動家風の投稿を始めた。ビヨンセはビーガンであることをおおやけにし、アリアナ・グランデもそれに続いた。カイリー・ジェンナーも加わる一方、エレン・デジェネレスはすでにビーガンとなってかれこれだという。マイリー・サイラスは生涯ビーガンになることを世界に示すべく、ビーガン協会のシンボル、Vマークのタトゥーを刻んだ。ピタゴラス主義者に白星。

こうした現代のビーガン著名人らは三つの共通点を持っている。第一に、この人々は先人らと違い、明るく前向きな雰囲気でビーガニズムを語る。かれらはビーガンになっても動物の大量虐殺を思って絶えず実存的危機に苦しむとはかぎらないことを大勢の人々に示してみせる。抗議もせず、バナーも掲げず、ミンク農場に立ち入って「囚われの動物」を解放することもない。代わりにかれらは子豚と添い寝したりナッツ・バーガーにかぶりついたりしている愛らしい自撮り写真を披露する。

新世代ビーガンたちにみられる第二の共通点は、動物性食品を食べず、なおかつ「クール」というところにある。かれらはビーガン運動に加わっても世捨て人になる必要はないこと、主流に代わる生活スタイルは流行のファッション、ポップミュージック、大衆映画、既存の美的感覚と両立することを証明している。

新しいビーガンたちに共通する第三の要素は、ソーシャルメディアでの精力的な発信にある。右に挙げたビーガン著名人らは、非動物性の食生活を送っている層のほんの一握りにすぎないが、この七人のインスタグラムのフォロワー数は合計で五億六四〇〇万人にもなり、もちろんそのほかにツイッター、フェイスブック、スナップチャット、ユーチューブ、リンクトインのフォロワーもいる。もっとも、私見ではこの蛋白質革命で最も影響力を振るっているのはインスタグラムと思われる。何しろこれは人気のコミュニケーション媒体の中で最も視覚要素の比重が大きい。

インスタグラムは写真の世界といってもいい。それは完璧な日常を写したスナップ写真や、ユーザーが望む理想生活の写真からなる（実際にはインスタグラムの投稿が忙しくてそんな生活は送れないのだが）。

ただしインスタグラムでは写真の下に表示される、ユーザー自身が書いたキャプションにも役割があり、おそらくそちらのほうが重要となる。最初の一文か二文で画像の補足を行ない、それからいくつかのキーワードを付け足して、当の画像をインスタグラムの検索エンジンで探しやすくする。ほかの人々が検索欄にそのキーワードを入力すると、同じタグがついた画像の一覧を見ることができる。

ビーガンはとりわけソーシャルメディアをよく使う。そしてインスタグラムのおかげで、無数とはいわずとも大勢の人々がビーガンへと変わった。

最高にセクシー、ビーガン命

これは否定できない——カラフルな植物性料理の写真はビーガンと肉食主義者、どちらのインスタグラム・ユーザーにとっても抗《あらが》いがたい魅力を持つ。かつて私の母が不平を漏らした人参は、今や明るいオレンジ色に輝き、母が辟易《へきえき》した豆腐でさえも、驚くほどおいしそうな見栄《みば》えになった（血を含んだ赤茶色のローストビーフとは比べものにならない）。

ビーガンのインスタグラム・ユーザーが写真にハッシュタグを付ければ、このメディアは無料でありながら実に効果的な宣伝ツールへと変わる。インスタグラムを通し、ビーガンは自分たちの哲学と生活スタイルに久しく向けられてきた偏見を難なく払拭できるようになった。綺麗な料理写真一枚一枚の下には政治的メッセージがつづられている。赤紫のココナッツ・スムージーを撮った写真には、#veganfortheanimals（動物のためのビーガン）、#veganforyourhealth（健康のためのビーガン）、#veganfortheplanet（地球のためのビーガン）等々のメッセージが、また色とりどりのブッダボウルには#eatplantsbehealthy（植物を食べて健康になろう）、#crueltyfree（残酷性なし）、#theveganmovement（ビーガン運動）等々のメッセージが付されている。これらは正義・共感・憐憫・善悪に関するささやかな訴えとなっている。

同じようなメッセージは、食べものにかぎらず、ビーガンが主役を務める写真の下にもみられる。ほとんどはビーガンの自撮り写真だが、かれらはお洒落でスリムで日焼けした筋肉隆々の幸せな姿をしている。これはどこから見ても私の母が菜食に挑戦していた頃のステレオタイプとは合わない。不格好で青白く怒りっぽかった過去の人々と違い、現代のビーガンたちは見た目がいい。

ビーガンの面々を見てみると、体づくりに余念がない@badassveganは、大きく盛り上がった二の腕の写真と、ひげを生やした山羊《やぎ》に寄り添った自撮り写真を代わる代わる投稿している。かたや魅力的な@deliciouslyellaは、自家製の植物性料理の写真と、（同じく魅力的な）夫や（さらに魅力的な）二頭の犬と並んだ写真をランダムに投稿する。割れた腹筋がまぶしいラスタファリアンのボディビルダー、トレ・ワシントン*は、幼少の頃からビーガンとして育った。ブロガーのキャス・ケンドールは、丸く引き締まったヒップの周りに布一枚だけをまとい、その美しいラインが完全にビーガン仕上がりであることをアピールする。このほかにも人気を博すセクシーなインスタグラム・ユーザーがたくさんいて、各々が自分の写真に #veganAF（ビーガン命）、#simplyvegan（ただただビーガン）、#thefutureisvegan（未来はビーガン）、#vegans_of_instagram（インスタグラムのビーガン）、#veganpower（ビーガンパワー）、#itscooltobekind（やさしいのはカッコいい）などのキャプションを書き添える。

肉食主義の追随者と違い、ビーガンは対抗文化の担い手である以上、広めるべき政治的主張を持つ。つまり、動物消費者はみずからの食事や生活スタイルが特定の信念体系とそれに関連する思想（肉食は自然・必要・普通であるという見方）の反映であることをほぼ自覚していないので、その信念をソーシャルメディアで広めたいという欲求を持たないが、ビーガンはみずからの食事と生活スタイルを根本的に主流と異なる信念の表現と捉え、世に反するその思想（肉食は不自然で不必要かつ異常とみなされるべきであるとの見方）をあらゆる手段で訴えたいと考える。そしてインスタグラムはその最も効果的な手段となっている感がある。

インスタグラムのビーガンらに見習おうとするフォロワーは増加の一途をたどっている。かれらは自宅で料理をつくり、その写真を投稿し、同じハッシュタグをキャプションに書き込む。ただしそれは必ずしもビーガンの思想に賛同してのことではなく、むしろビーガンたちのような人気を得て、格好良く、美しく、幸せになりたいという動機に根差している。

人類学者のリフケ・ヤッフェは二一世紀のグリーンで持続可能な消費者運動の研究を行なった中で、とりわけビーガニズムの人気上昇に注目した。研究を実施した二〇一四年頃、ビーガニズムは「理想というより生活スタイルの一つ」と理解されていたが、これはその数十年前とは大きく異なる点で、前時代の運動が失敗したのに対し、脱工業化時代のビーガン運動が成功した一因に数えられる。「一九七〇年代、八〇年代、九〇年代のビーガニズムは左翼で世間に逆らっていた」とヤッフェは論じる。「反資本主義の思想が菜食へと至った。これがのちに転倒し、人々は『流行り』だから、あるいは健康だからという理由でビーガンの食生活を始めた」。ヤッフェはこのスタンスを論文で「エコシック」と呼ぶ。倫理的な消費者運動と環境配慮のイメージを広めつつ、同時に自分も楽しむという考え方がそこにはある。

動機に関係なく、新しいビーガンたちがつくったハッシュタグは、新しい生活と食のあり方を人々に伝え、ビーガン運動の参加者たちをつなげた。かれらがオンラインで出会った人々は「大事なもの」を同じくしていた。それは食習慣のこともあれば、ある種のスタイルを求める思いのこともあり、しかるべき箇所がくびれた体形への憧れということもある。そしてかれらは集団アイデンティティを共有し、同じ集団に属するほかのビーガンたちをよく知っていくに

＊ジャマイカの宗教運動、ラスタファリ運動の信奉者。教義に則り、一種の菜食を実践する。

つれ、その背景にある思想についても聞くようになる。一年もすると、人々は肉食主義者だった過去を振り返り、もはやそのイデオロギーを指針として生きていくことは想像もできなくなる。

流れに乗ってビーガンに

最初は数十人ほどのビーガンの思想形成者らが火蓋《ひぶた》を切り、それに数千人が付いていって、ついには大衆も「やさしいのはカッコいい」と認めだした。ビーガニズムの隆盛はあらゆる大きな社会・経済変遷の法則にしたがっている。どんな変遷の過程でも、人々はおおよそ、先駆者（しばしば開拓者といわれる）、後続者、そして遅刻者の三集団に大別できる。

まず、対抗文化の先駆者たちは、支配的文化の成員から真面目に相手にしてもらえない。先駆者はしばしば革命的な思想を唱えることで嘲笑され、世間知らず、変人、果ては危険人物などの烙印を押される。そうなるのは当人の展望が既成秩序に反するからで、これは支配的イデオロギーにしたがう多数派の人々にとって脅威と映る。

先駆者がどれほどの脅威になりうるかを物語る有名な逸話として、現代天文学の父、ガリレオ・ガリレイの例が挙げられる。太陽系の中心は地球ではなく太陽である、というガリレオの説は異端の罪に問われた——ちょうどカトリック教会とのいざこざが文字通り命取りになりかねない時代のことだった。彼の見解が異端とみなされたのは、それがほぼすべての同時代人から真実とみられていたこと――すなわち地球が、ひいては人間が、宇宙の中心であるとの教義――に反していたからである。裁判が開かれ、一六三三年に、六九歳のガリレオは死刑を免れるべく、信念の撤回を余儀なくされる。それでも彼は自宅軟禁を強いられ、行動の自由を厳しく制限された。ガリレオが死後ようやく名誉を回復したのは一九九二年のことで、この年、教皇ヨハネ・パウロ二世はカトリック協会を代表し、ガリレオは初めから正しかったと告げた。

もっとも、先駆者が迎える結末はここまで悪いともかぎらない。それどころか、かれらが新しい考えを広めたいと思うなら、ごく少数の支持者層を惹きつけるだけで済む。二〇一一年にレンセラー工科大学の研究者らは、一つの集団に属する一〇パーセントの人々が新しい思想に心から納得すれば、多数派の常識はすぐに変えられることを確かめた。同じ研究者らによれば、これは三パーセントでも起こりうる。一集団の三パーセントの人々が、ある思想に心から納得してそれを広めれば、「当の思想は野火《のび》のごとく広がる」。

人々の三～一〇パーセントを占める献身的な先駆者。それだけで政治・宗教・その他の新思想を世に浸透させることができる。意見形成にこうした臨界点があるのは不人気な意見を奉じていることがつまらないからだという。人間は社会的動物なので、公正であること以上に友を持つことを好む。したがって、もし少数の人々がある思想を重要とみなし、当面はバカにされようと笑われようと気にしない構えでいて、追い追いその人数が人口の一〇パーセントを占めるに至れば、臨界点を超えて当の集団の意見はにわかに「クール」となる。その後、さらに多くの後続者が現れる。

ガリレオ・ガリレイにはもちろん、仲間の先駆者も後続者もいたが、かれらは臨界点へ達するまで息が続かなかったのに加え、ガリレオを支えるだけの力も度胸もなかった。

リフケ・ヤッフェがベジタリアンや他の「グリーン」な消費者の研究を行なったときには、すでにこの新概念が膨大な数の後続者たちを惹きつけていた。ヤッフェはかれらを「エコ・ヤッピー」と呼ぶが、他の研究者は「後続者」というだろう。後続者とは、変化をもたらす思想を気に入り、革新を面白いと思いつつも、その変革へ向けて初めの一歩を踏み出す意欲や能力がない人々を指す。かれらは選ばれた先駆者たちに加わりたいと思うが、本当に意見や行動を変えるに先立ち、まずは変化に伴うリスクが小さいことを確認したがる。例えば、その革新が社会に受け入れられること（奇人とは見られたくないので）、もしくは経済的その他の魅力を伴っていることが条件で、新しい食事法なら古いそれに劣らないだけの味と栄養が保証されていなければならない（後続者は自身の幸福や充足感を変化によって損ないたくない）。ビーガン運動の場合、後続者たちは憧れの人々がビーガンになっても美と健康と人気を保っていられるかを、安全圏から観察することができた。そして大丈夫そうであれば、自分でも「それ」を試してみる。別の後続者集団である企業は、ビーガニズムが儲かるビジネスになりつつあることを知り、先駆者たちが使うイメージやスローガンやハッシュタグを模して、同じ生活スタイルを提供する自社ブランドの人気を高めようとした。

社会変革のしんがりには遅刻者たちがいる。この集団は変化を好まない人々からなる。遅刻者は変化を不安もしくはひどく面倒に感じ、現状維持を好む。基本的に昔ながらの思想にしたがい、他の者による干渉を受けはじめると声を上げる。時にその声は先駆者への裁きを求め、奴らに罰金を科せ、奴らを黙らせろ、社会から締め出せ、などの意見になる（社会から締め出すとは、ガリレオよろしく追放もしくは軟禁することをいう）。それでもダメなら（例えば先駆者がすでに人望を集めて多大な影響力を振るっていたり、法律による裁きから守られていたりしたら）、奴らをバカにしてやれ、笑いものにしてやれ、となる。

増加する二一世紀のビーガンに対し、遅刻者たちがしたことはまさにこれだったが、嗤《わら》い涙をぬぐってみると、一緒にビーガンをバカにする動物消費者たちはもういなくなっていた。見ればスーパーマーケットにはビーガン製品が並び、ビーガン料理店やら非動物性の服や履物やらがそこかしこで目につく。そして大きな蛋白質革命が起こってみると、遅刻者たちはビーガンではなく自分たちこそが社会ののけ者になっていることを知って愕然とした。新しい思想は野火のごとく広がり、かれらは大金を手にする機を逸して取り残され、今や置いてけぼりになってしまった。サブカルチャーはカルチャーに、対抗文化は主流になった。

第四章

金持ちのキリン肉、貧民の野菜、みんなの牛乳

初めて私が朝食にビーガン・パンケーキを焼いたとき、当時の夫は二、三口で顔をしかめて皿を遠のけた。

「もうちょっとシロップをかけなよ。そしたら悪くないから」と私は言い張った。けれども夫は口を手で覆い、食べた分を吐き出してしまった。

私は食べつづけた。一緒にパンケーキを食べるのは日曜の朝の定例行事であったし、卵と牛乳のレシピを植物性の代替品《だいたいひん》に置き換えただけでこの素敵な儀式をおじゃんにするつもりはなかった。夫は大げさに反応していると思った。もしかしたら、ちょっと微調整を加えてベーキングパウダーと小麦粉とアーモンドミルクのバランスを整えたほうがよかったのかもしれないし、見栄《みば》えに気を配るべきだったのかもしれない（このときつくったパンケーキは少し色が薄くて砕けやすかった）。「やっぱり栗粉のほうが中力粉よりいいね」と私はつぶやいた。「ソイチーズとブルーベリーを入れたらおいしいのかも！」

夫は黙ってサンドイッチをつくりはじめた。私はもう一口パンケーキを食べてみたが、その味は少し……おかしかった。食器用洗剤と塩漬けオリーブの中間といえば当たっている。

それでも、少し時間をかけて私は二枚目を食べ、次いで三枚目にたどり着いた。失敗作と格闘しながらも、満足そうな表情を崩さず、舌つづみを打とうと頑張った。牛乳なしで料理をつくるというのはとにかくいい考えに違いないと自分を納得させたかった。動物にも環境にもやさしいうえ、手間もかからず、何より料理としても魅力的なのだから。そもそもこれは何週間にもわたって夫に話していたことだった。今後もおいしいと思うものは何でも食べられる、ただしこれからは後ろめたさを感じなくていい、と。

けれども私の胃袋は意志よりも弱く、その朝につくったパンケーキの半分以上はゴミになった。率直に言って、食べられるものではなかった。

同じ日の午後、私より遙かに前からビーガンだったアメリカの友人に、大失敗したパンケーキのことを話した。予想に反して彼女は笑わず、真剣な面持ちで私の話を聞いていた。話が終わると彼女は「ビーガン・パンケーキをつくるのはすごく難しいよ」と言った。「私がつくっても毎度ひどかったから、諦めたの。たぶん週末には別のブランチ儀式を考えたほうがいいんじゃないかな。豆腐スクランブル、食べたことある？　おいっっっしいから」

そう言われても豆腐の朝食は嫌だった。

私はパンケーキが食べたかった。

というより、私はそれまでの生活を続けたく、日曜の朝にパンケーキを食べるのはその一環だった。台所の主《あるじ》という称号も保っていたかった。たかがパンケーキをつくるくらいのことで落第したくはない。かつて夫は、私が直観的に料理をつくると言って尊敬していた――夫と違い、私はほとんど料理本をみることがなく、台所の戸棚にある材料で本能のままに料理をつくっていた。それでうまくいっていた。夫は私がつくったベジタリアン・ラザニアを褒《ほ》め、トマト、オリーブ、ケーパー、アンチョビのソースがかかったスパゲティ・プッタネスカを気に入り、自家製のパンやケーキも好んだ。

ところがこうして子どもでもつくれるパンケーキを焼いてみると、夫はそれを食べたがらず、私にはどうすることもできなかった。

料理の学び直し

「保証しましょう。ビーガン料理が肉や乳を使った料理よりつくりにくいということはありません」とイギリス人シェフのデレク・サーノは言った。私が電話でパンケーキの失敗について話したところ、デレクは全力で私を励ましてくれた。「別の調理法を学ぶだけでいいんです。なので最初はいくつかのレシピが頼りになるでしょう。もう直観は使えません。今後は卵を乳化剤代わりにしたくないということなら、まずどうやって材料を混ぜ合わせるかを知る必要があります。それから、チーズをまぶすのはやめるということであれば、濃厚な味わいをどうつくるかも学ばなくてはなりません。どれも時間がかかります」

が、それを越せば要領がつかめる。デレクはビーガン料理の上手なつくり方を学んで以来、自分も夕食のゲストたちも、それまでに味わったことのないとびきりの料理を食べられるようになったと話した。

私はすんなりそれを信じた。彼が汁気たっぷりのビートルート・バーガーや、ふんわりしたココナッツ・パンケーキ、ピリッとするチリシンカーン、プラム・チャツネを添えたナッツチーズ・ボードについて、あまりにおいしそうに語るので、私は本書の執筆に向けて訊きたかった点になかなか集中することができなかった。頭にあったのは、私も彼の技を得たい、という考えだけだった。

キリン肉

ビーガンになって最初の数週間、私はレシピのアプリや料理本を熱心にあさりながら、昔の時代に生きたアマチュア料理人たちにしばしば思いを馳せた。過去には、それまで知られていなかった素材の調理法を学ぶ必要に迫られた人々、学びたいと願った人々がいて、時に周囲の者がその様子を見て眉をひそめることもあったに違いない。私たちが食べるもの、食べないものは、常に変わりつづけている。

例えばローマ帝国の時代にはヨーロッパのエリートたちがキリンや駝鳥《だちょう》のような異国動物の肉をたしなんだ。これは市の闘技場で剣闘士や動物の闘いを観ながら食べるものとして、特別にローマへ持ち込まれたものだった。肉は大きく切られて蒸し焼きにされ、オリーブとパンの質素な朝食ののち、昼食で堪能された。中世の料理本には、駱駝《らくだ》の脚、羆《ひぐま》の肉、フラミンゴのスープのレシピが載っている。[1]鵞鳥《がちょう》の肝臓パテのレシピもあり、これは鵞鳥に無花果《いちじく》を強制給餌して肝臓を肥大させることでつくられた。

貧しい人々はこうした異国風の料理は一つも食べられなかった。主たる原因は、中世初期にキリスト教がヨーロッパに広がったこと、また教会の権力が強まったことにある。また、キリスト教では肉があまり良いものと見られていなかった（何といってもアダムとイブがベジタリアンだったのだから）。中世にはカトリック教会が最短でも一四〇日から一六〇日にわたる断食期間を設け、その間は肉食を禁止したのに加え、多くの修道院では肉がいっさい食されなかった（鳥と魚の肉だけは認められていたが）。例外は非常に弱っている人がいたときで、その際は強い動物を食べると当人も強くなると信じられていた。

一六一二年に刊行されたペテル・ショリエル〔ベルギー・アントワープ州の議員〕の料理本は、肉や魚を使わない栄養豊かな食事を勧め、そうした料理は「かのさまざまな肉や、ぬめる魚よりも、喜ばしく、ありがたく、遙かに健康に良い」と記す。

というわけで、人類史の大半にわたり、貧しい人々や敬虔《けいけん》な宗教信徒は主としてライ麦パン・穀物・豆類・根菜・玉ねぎ・芋類で腹を満たした。果物と野菜は食物というより医薬として、すりつぶした形や煮汁の形で消費された。中世以降も広く信じられていた四体液説によれば、果物と野菜は当時の医者や学者が人の健康に良くないと考えていた特徴をそなえることから、なるべく避けたほうがよいとされていた。

屋根うさぎ

一六世紀以前にほとんどの人が肉を日常的に食べていなかったのは、教会が肉食を禁じたのもさることながら、工業化以前の時代には肉が大半の者にとって高すぎたからでもある。当時は人口の八割が、パンと小麦粉と豆類からなる、ほぼベジタリアンの食事を摂っていた。

歴史上の統計では、肉と富に強い相関関係がみられる。例えば一八一〇年のデータをみると、オランダで最も貧しい州だった北ブラバント州は肉の消費量も最低で、一人当たりのそれは年間二五キログラムに過ぎなかった。一九世紀前半にベルギーの諸都市で貧困が広まると、肉の消費量はアントワープで二二パーセント、ヘントで六〇パーセントの下落をみせた。貧困層や労働者階級はほとんど肉を食べず、この地域一帯が豊かになったときに初めて肉食は一般化していった。一八五〇年にオランダの平均的な市民は年間二七キログラムの肉を食べていたが、一九三〇年にはそれが五〇キログラムに増えた。第二次世界大戦の最中に深刻な物資欠如が生じると、消費量は激減した（戦時中のオランダ人はチューリップの球根から砂糖大根、ローズヒップ、さらには「屋根うさぎ」――猫の通称――まで、何でも食べなければならなかった）が、一九七〇年には一人当たり年間八五キログラムの肉を食べるようになる。この値は二一世紀に蛋白質《たんぱく》革命が起こるまでのあいだ、ほぼ変わることがなく、例外といえばただ、一九九〇年代に肉由来の感染症が立て続けに流行した影響で、やや消費量が落ち込んだ程度だった。

牛乳の動向

第二次大戦以降は肉の消費量が回復しただけでなく、牛乳摂取も一般化した。一九五〇年に酪農業界が立ち上げたオランダ牛乳委員会は、[2]牛乳、チーズ、バターを売るための効果的な宣伝戦略を打ち出すことに着手した。最初の大々的な牛乳キャンペーンは一九五八年に始まり、業界に強い追い風を与えた。これは戦後、福祉国家をめざして格闘していたオランダの経済にとって大きな出来事だった。また、政府から巨額の補助金を受けて牛乳の増産を求められた酪農家にとっても大きな出来事だった。そして酪農家たちがこぞって増産を果たすと、オランダ人の牛乳消費量は少なすぎることが判明した。牛乳は供給過多となり、大量の余剰在庫が生じてしまった。そこで牛乳委員会は宣伝機関に働きかけ、牛乳に新鮮でより大衆的なイメージ――「年配者と（特に）若年層の双方からみて現代的かつスポーティーな飲料」というイメージ――を与えるよう依頼した。とりわけこのキャンペーンで重視されたのは子どもを狙うことだった。

そしてその通りになった。同じ年、オランダの新聞すべてに、時のオランダ人セレブらが「牛乳開拓団」を結成するとの広告が載った。毎朝牛乳をおかわりする子どもは開拓団に加入でき、バッジとともに動物園やテーマパークなどの娯楽施設を無料で利用できる特典を与えられる。キャンペーンは大成功を収め、六カ月のうちに三二万人の子どもが開拓団に加わったうえ、その数はやがて五〇万人へと達した。

このキャンペーンの数年後に、オランダ牛乳委員会は新たな宣伝キャンペーンを、今度はテレビで打ち出した。ヨリス・ドリーピンテル（三杯飲みのヨリス）と名づけられたアニメ・キャラクターが、幼い視聴者に向け、健康のために毎日三杯の牛乳を飲もうとアドバイスした。これは狙いの視聴者、すなわち六歳から一三歳の子どもが、寝間着《ねまき》姿でテレビに向かう朝七時のCMで流れた。

ヨリスの言うことはすべて口から出まかせだったが、もちろん子どもたちはそうと知らず、親も知らなかった。健康に関する牛乳委員会の主張に裏づけはなく、そのいくつかは後年になって誤りが指摘されている。人々（特に若い世代）は充分なカルシウムを得るために牛乳を飲まなければいけない、という説もその一例に含まれる。オランダで人気の公衆衛生サイトwww.dokterdokter.nlに載った二〇一八年の記事はこう解説する。「牛乳が多くのカルシウムを含むのは本当ですが、充分なカルシウムを摂取するために牛乳を飲む必要はまったくありません。カルシウムは緑葉野菜、豆類、（グルテンフリーの）オートミール、ごま、アーモンド、チアシード、亜麻仁《あまに》、キヌア、魚肉、ブロッコリーから摂取するほうが効果的です」。加えて「牛乳が実は骨に良くないという研究もあります」。

そうした研究のいくつかは実のところ一九五〇年代や六〇年代にも発表されていたが、牛乳委員会はそれらに目を向けず、「牛乳――白い燃料」や「牛乳はみんなの友」と銘打つキャンペーンを展開した。キャンペーンは時のポップミュージシャンとの提携や音楽祭の後援ほか、あからさまに子どもを狙った宣伝作戦の形をとった。一連の取り組みによって、牛乳業界には再び大きな利益がもたらされた。二〇一四年のある部門報告書によると、牛乳業界は「オランダで最も巨大かつ重要な農業部門の一つ」をなし、その「強気な国際志向のビジネスモデル」は長年をかけ、「より少ない地点でより高い処理効率」を持つに至った。[3] 要するに、オランダの牛乳メーカーはより効率を高めつつ、より多くの牛乳を生産してきたということになる。

より多くの牛、より多くの牛乳、より少ない企業、より少ない土地

牛乳や他の乳製品の消費量が指数級数的に伸びる一方、酪農場の数は減っていった。小規模の牛乳生産者は、政府の補助金を受けた巨大酪農場との競争で廃れた。

一九八〇年から二〇一六年のあいだに、オランダの酪農事業者数は約五万軒から一万八〇〇〇軒以下へと減少した。つまり一日に平均四軒の小規模酪農家が大きな酪農会社に牛を売却した計算になる。これは事業規模の拡大と牛乳生産の集約化を招き、事業者一軒当たりの泌乳牛の平均数は、一九八〇年に三八頭だったのが、二〇一六年には九七頭へと増大した。二〇一七年には最大手の牛乳生産者一〇〇軒が、一軒当たり平均五〇〇頭ほどの牛を所有し、一〇年前の二八八頭から大きく数を伸ばした。新世代の牛たちはそれ以前の牛よりも遙かに小さな面積で飼われるようになった。オランダ中央統計局の報告書によると、二〇〇七年から二〇一七年のあいだに、一ヘクタール当たりの乳用牛の数は一・六頭から二・三頭へと増加した。

変わったのは酪農部門だけでなく、牛たち自身もしかりだった。乳用牛はより速いペースで、より多くの乳を出すように育種された。最も泌乳量の多い牛だけが交配に使われ、生産性の低

い品種は取り除かれていった。新しく生まれる牛たちの乳房は大きくなる一方、オランダに存在する牛の品種は急減した。二〇一八年には国内の乳用牛の九九パーセントが、高い泌乳量で知られるアメリカの品種、ホルスタイン・フリーシアンに占められた。この品種はほかのヨーロッパ諸国やイギリス、アメリカでも牛の大半を占める。一九七五年以前にオランダで最もよくみられたフリスス・ホランツ、あるいはラーケンフェルダー、ブラールコップなど、ほかの品種の牛はもはやほとんどみられず、現在は公式に消滅危機に瀕した品種とされている。

私はかつて、ジャージー牛を飼うオランダの小規模なチーズ生産者の農場で午後を過ごしたことがある。牛たちは薄茶色で比較的小さく、おとなしい茶色の目をしている。数頭で固まって、草地と納屋《なや》のあいだを当てもなく行ったり来たりする。農家はその横腹を軽く叩いて乳房に搾乳機を取り付け、どの牛が最近子牛を産んだか、どの牛が近々雄牛の精子を人工授精する予定かを語った。消毒用のタオルで乳首を拭きつつ、彼はホルスタイン・フリーシアンよりもジャージーを好む理由を説明した。いわく、自分の牛たちは「近親交配」された今日のホルスタインよりも病気になりにくいのに加え、「効率的」な牛でもあって、比較的少量の飼料で豊富な乳を分泌するうえ、多量のカゼインが含まれるその乳はチーズづくりにも向いている。農家は愛《いと》おしそうな目でジャージー牛を見つめた。「ほかの牛の乳を搾りたいとは思いません」

身重のトップアスリート

この農家のやり方は賢い判断ではない、ということが、二〇一七年に農業ジャーナリズム賞を獲得した某記事を読むと分かる。記事ではジャージー牛とホルスタイン牛の経済的収益性が比較されるが、結論としては前者の旗色が悪い。「通常の牛乳生産でジャージー牛を使うのは儲からない」と著者は言い切る。もっとも、この品種を飼うのは「搾乳スペースが限られた古い納屋の使い方としては経済的に面白いかもしれ」ず、ニッチ市場の顧客を惹きつける効果も期待できる。「この小さな牛を飼う事業者は独特な売り手の地位を獲得し、『標準的な牛』すなわちホルスタイン種を使う事業者との差別化を図れる」。しかしニッチ市場を狙うことが一般の酪農家にとって経済的に有意義なのかという疑問は残る。「収入からすべての支出を引くと、ホルスタイン牛では三二七四ユーロの儲け、ジャージー牛ではわずか二九八四ユーロの儲けとなる。したがってホルスタイン牛はジャージー牛よりも収益を生む品種ということができる」

それに加え、ホルスタイン牛は一〇〇年前よりも遥かに多くの乳を分泌するので、より多くの利益を生むようになった。一九一〇年には、一頭の牛が一年に出す乳の量は二五〇〇リットルだった。一世紀後にはそれが八〇〇〇リットルを超えた。オランダの酪農家がこの大幅な増産を達成したのは、選抜育種、新たな搾乳手法、穀物・大豆・魚粉などの蛋白質に富む特殊な飼料の投入、および人工授精による。

どういうことか。まず、乳用牛は可能なかぎり多量の乳汁を分泌しつづけるために、絶えず妊娠させられる必要がある。なぜなら牛は出産前後の時期を除いて乳を分泌しないからで、この条件は人間を含むほかの哺乳類と変わらない。したがって乳用牛は毎年人工授精を施され、常に身ごもった状態にされる。搾乳は妊娠期間の大部分にわたって行なわれ、子牛が生まれるとすぐに母牛から引き離されて、乳汁は人間のものとされる。子牛は自然な状態であれば六カ月から一二カ月のあいだ母の乳を飲むが、現在では調合乳や粉ミルクを与えられ、やがて屠殺されるか（先の章でも触れたように、雄の子牛は酪農業で「廃棄物」とみなされる点で、採卵業の雄ひよこが「廃棄物」とみなされるのに似ている）、あるいはほかの農家に売られるか、乳用牛に育つ雌の子牛なら生後五週間で固形飼料を食べさせられる。母牛のほうは出産から三カ月で再び妊娠させられ、同じサイクルがまた繰り返される。

このやり方は酪農家にとって費用効率が極めて良いので、酪農業界にとっては喜ばしい一方、牛にとっては喜ばしくない。著書『乳用牛を知る』の中で、畜産学教授のジョン・ウェブスターは乳用牛の体力消耗を一日六時間のランニングをする人間の疲労になぞらえる――まして牛は妊娠中。この身重《みおも》のトップアスリートたちが病気がちになるのも無理はない。高い泌乳率を維持させられる影響で、乳用牛は痛みを伴う蹄《ひづめ》の炎症、乳房の感染、受精障害を筆頭に、種々さまざまな病気をわずらう。そこで彼女たちは、病気にならず次の出産・泌乳サイクルへ向かえるよう、抗生物質その他の薬剤を投与される。雌牛は生涯を通し、このサイクルを五回ほど繰り返す。その後、泌乳量が落ちたら屠殺場へ送られる。牛は自然なら一八年から二〇年の寿命を持ち、時には二五年を生きることもあるが、酪農の世界では平均して五、六年しか生きられない。

チーズ農場の訪問後、アムステルダムで電車を降りると、大きな広告掲示板が目に入った。そこには一枚の写真があって、心癒やされる草原に二パックのビーガン・ミルク、大豆とアーモンドのそれが並び、「植物は新しい牛」という予言がつづられていた。オランダのマーガリン・ブランド、ベセルの広告で、同社は二〇一九年に完全な植物ベースの企業となったところだった。広報担当者によれば、会社の重役会がこの決断に至ったのは人間と地球に良いからだそうであるが、同時にそれは、ビーガン商品がかつての乳用牛よろしく「より儲かる」という理由にもとづく論理的な決定にも違いなかった。

炊婦泣かせ

オランダで牛乳が台頭した歴史を振り返れば、人が食べたがるもの、飲みたがるものは、私たち自身の思想や欲求よりも、マーケティングによって決まる部分が大きく、また何が良いか、健康か、普通かをめぐる一般通念ともつながっていることがよく分かる。

市場調査によれば、企業や政府が宣伝する製品が実際に広まるかは多数の要因によって決まる。

製品の味は要因の一つ。オランダ人が牛乳を飲んだとき、私の初のビーガン・パンケーキを食べた夫のように、これはひどい味だと思ったなら、産業としての酪農はすぐに立ちゆかなくなっただろう。

製品の価格が果たす役割も大きい。工業化時代を迎えるまで、肉はほとんどの家庭にとって高すぎたため、おいしくとも滅多に食べられなかった。酪農業者はオランダ政府から補助金を支給されるので、牛乳やヨーグルトやチーズなどの製品を比較的安価に抑えられ、人気を得ることができた。

食品の当たり外れを決めるもう一つの要因は、食べる、もしくは調理するのが容易か否か。これは一部の野菜が歴史の中で「忘れ去られた」重要な理由でもある。例えば西洋ごぼうは、第一次世界大戦の時期まで広く食べられていたが、固く粘つく根菜であるため、水洗いと調理が大変だった。オランダで「炊婦《すいふ》泣かせ」の異名を持っていたのも伊達《だて》ではない! 二〇世紀前半の主婦らはすぐにもスーパーの棚に並ぶ他の手間いらずの野菜に切り替えたかった。

最後の要因は、当の食品がどれだけ流行に乗って話題になっているか。一六世紀にヨーロッパの入植者らが南米で美しく魅力的なトマトを発見すると、これは間もなく世界中のキッチンで流行を独り占めする食材となった。見た目がよくて視覚に訴えるうえに、味も整えやすく、独特な異国風の雰囲気もある。どんな食事でもトマトは絶品! かたや美しさで劣るケールは、大人気を博す前に多少の消費促進を必要とした。このほろ苦い野菜は、オランダでは潰したジャガイモと混ぜてスタンポットという夜の主食にするだけのもので、アメリカではそもそもこれを知る人すら少なかった。それが変わったのは、マイ・ヤング・アンティーという広告代理店のオーナー、オベロン・シンクレアが全米ケール協会に雇われ、ケールの流行をつくるよう依頼されて、見事それをしおおせたことによる。

最先端を行くケール

シンクレアはシェフ、フードライター、フードスタイリストたちからなる広い知人・友人のネットワークを活用して、ケールがニューヨークに軒《のき》を連ねる最先端レストランのメニューに現れ、有力な紙誌で話題になるよう手筈を整えた。[4] 宣伝の策士ともいうべき彼女は、ゲリラ的なマーケティング戦略も立ち上げ、外食店の黒板には「ケール提供中」という売り文句が書かれだした。シンクレアは「ケーリング・ミー・ソフトリー」[*]や「グリーンのクイーン」と書かれたトートバッグやＴシャツも発表し、これは流行に敏感なファッションデザイナーが模倣するところとなって、二〇一七年にはビヨンセが「ＫＡＬＥ」と書かれたＴシャツ姿で写真に登場するに至った。同じ年にアメリカでは二六二人の新生児がケールと名付けられ、マクドナルドはサラダの一つでケールを目玉にし、スーパーにはケールのチップスやクラッカーが並んだ。

評判は力ずくでつくることができる。

インスタグラムのフォロワーは金で買える。大金を積めばドキュメンタリーに「専門家」として登場することもでき、裕福で恥知らずな人間なら制作会社に自分の生活を撮影させ、テレビで放映してもらうこともできる。

全米ケール協会は、無名だったケールを戦略的な話題づくりによって有名かつ魅力的に仕立てる方法を知っていた。別の企業はポキ・ボウルで同じことをした（というより「ボウル」料理一般を広めたのが実状で、これらは簡単に「野菜と蛋白源を詰め合わせたボウル」と称することもできるが、それでは洒落たハッシュタグにならない）。そして他社はアサイー、カリフラワーライス、チアでそれをした。オランダの牛乳業界は牛乳でそれをした。[5] これらはいずれも同じ基準にしたがった。

流行性：調整できることが条件
味：無味から美味まで。悪いところが何もない
価格：広い顧客層が買える程度に安く、特別視される程度に値が張る
入手と調理の難易度：要確認
魅力：完璧にインスタ向け

＊映画『キリング・ミー・ソフトリー』のもじり。

私たちは自分が欲するものを食べるのではなく、これを食べなさいと魅力的な装いで提示されたものを食べたがる。

権力に立ち向かう

損をしようと思って新しい食の流行や話題をつくる会社はない。けれども単なる金儲けを遙かに超える志《こころざし》から、新しい食の流行をつくろうとする会社はある。

パット・ブラウンはスタンフォード大学で生化学の教授を務めていた。彼はその熱意によって名を馳せていたが、ちょっとした問題児という点でもよく知られていた。権力に立ち向かうことが茶飯事で、その取り組みはついに科学界のパワーバランスを激変させる事態まで引き起こした。一九九〇年代に、彼は科学論文の多くが民間の学術誌で発表されていることに一石を投じた。そうした論文は料金を払わなければ読めないが、ブラウンはそれをよしとしなかった。第一に、それをするとお金のない科学者は学術的な知識の購入費をまかなえなくなる（ひいては知識が得られなくなる）。第二に、公的資金を受けた研究の知見が商業的刊行物に掲載されるのはおかしい。そこで、彼と幾人かの仲間はいわゆる無料公開プロジェクトを立ち上げ、デジタル・ライブラリーですべての科学者が公刊済みの研究を無料閲覧できるようにした。この決断でブラウンは多数の敵をつくった一方、多大な評判も得た。二〇〇二年には全米技術アカデミー（ＮＳＡ）のメンバーに抜擢されたが、これは彼が従事する分野で大きな名誉とされている。

トップクラスの研究者だけが加盟を許され、かれらは一般研究・工学・健康の分野で政府の無料アドバイザーを務めることになる。

衝撃

もっとも、パット・ブラウンの助言がすべて真剣に聞かれたわけではない。NASに加わってからの数年間、彼は迫りくる気候危機に主たる関心を寄せ、同僚らが不穏な研究知見について話しているのもよく耳にした。それによれば、人間が食べる動物性の肉や乳製品は、温室効果ガス排出の点で、世界中のあらゆる飛行機・自動車・船舶・列車・トラックを合わせたよりも大きな問題となっている。畜産業はこれまでのどんな技術よりも多くの水を使用しかつ汚染し、世界の土地の半分近くを占有して、牛や羊の放牧、あるいは動物飼料とする大豆・穀物・その他の栽培に使っている。このまま世界人口が増え、しかもすべての人々が動物性蛋白質を食べたがるなら、人類はすぐに地球の土地を使い果たしてしまう――畜産に使われる土地の五分の一はすでに過放牧状態で荒廃しているのだから。ブラウンはこれらの事実に衝撃を受けたが、それよりも衝撃だったのは、この問題に対しほとんど何の取り組みもなされていないことだった。

これは二〇一一年のこと。ブラウンは自身の専門分野に四〇年近く携わり、国内最高の科学機関で一〇年を過ごしていた。五〇代後半を迎えた彼は、自分に残された時間（と根気）がわずかだと悟った。そこで、仕事人生の最後は気候変動に立ち向かうための「何か」に捧げようと決意した。当時はその「何か」が何であればよいか分からなかったが、一八カ月の休暇を終えた末に答が見つかった。世界に必要なのは気候にやさしい新たな食のトレンドであり、誰も手をつけないのであれば自分がそれをつくろう、と。ブラウンはいくらかの資金を集め、協力する科学者らのチームをつくった。二〇一六年、マンハッタンの中央に位置する流行のレストランで、最初のインポッシブル・バーガーが販売された。肉を含まないにもかかわらず、このバーガーは牛肉のように血をにじませる。

インポッシブル・ミート

パット・ブラウンのバーガーに仕込まれた秘密の成分はヘム、つまり鉄イオンが結合したポルフィリン色素で、これが血のような味をつくり出す。ヘム分子はあらゆる生物が持っているが、ブラウンのチームは大豆の根とイースト菌からこれを抽出した。[6] 政治ジャーナリストのエズラ・クラインはこのバーガーを発見したことが「人生を変えた」と言い、世界屈指の影響力を持つ肉食のフードブロガーはこの植物性代替肉を「感動的」と評した。

これはブラウンにとってありがたい讃辞だったが、さらに感動したのはシェフのデビッド・チャンが自身のレストランでこのバーガーを提供しようと決めたことだった。チャンは大の豚肉好きで、メニューから一つまた一つと、すべてのベジタリアン料理をなくしていった。[7] あるインタビューでは口が滑って、動物は人間に仕えるために地球に生まれたと思っている、「ベジタリアンだけの世界で暮らしたくない」、と本音を吐露したこともある。しかし顧客のほうは皆が話題にする植物性バーガーを食べたがった。チャンは試しに一つ食べてみて虜《とりこ》になった。そこでブラウンのバーガーを大量に仕入れ、高額でレストランのメニューに加えた。一年後、この血を出す植物性バーガーは、二〇州に散る一二〇〇軒以上のレストランやスーパーマーケットで手に入るものとなった。

投資家たちは喜んでブラウンの食のトレンドに便乗した。二〇一八年に彼のチームは約四億ドルの投資を受けたが、その出資者にはグーグル・ベンチャーズ〔現GV〕、UBS、セイリング・キャピタル、テマセク・ホールディングスなどの企業、それに李嘉誠《りかせい》（アジアで最も豊かな事業家の一人）やビル・ゲイツなどの個人スポンサーが名を連ねた。

ゲイツはかつて、気候と動物にやさしい食の新トレンドを生もうとするもう一つの企業、ビヨンド・ミートに投資したこともある。同社を創設したイーサン・ブラウンは、パット・ブラウンと苗字を同じくするだけでなく、気候への関心と実地主義の姿勢を同じくする。

ある雨の午後、イーサンは肉の特徴をなす固い安定構造が、動物製品に含まれる何によってつくられるのかを調べはじめた。結果、その材料（脂質、ミネラル、アミノ酸、水分）はすべて植物にも含まれていることが分かった。イーサンは投資家を探し、その資金を使って研究所を設け、優秀な生化学者のチームを雇った。そして二〇一二年、初のビヨンド・ミート製チキンを発表する。これは鶏肉と同じ構造を持ち、炒め物にうってつけの代物だった。同社の製品に含まれる蛋白質は基本的に豆由来のもので、粉にひいた豆を植物性の油脂など、ほかの植物成分と混ぜ合わせることでつくられる。できあがったものの味は肉に酷似しているので、今日ではホールフーズなどのスーパーマーケットで、ビヨンド・ミートは肉コーナーに並んでいる。ビル・ゲイツは少し味わったのち、即座にこの事業に数百万ドルを投資したばかりか、ブログに記事を書き、自分が試食したものは単なる斬新な代替肉ではなく「食の未来」だと語った。

野心

エリック・シュミットも同じ見方をする。彼はグーグルの元CEOで、人間生活を大きく改善すると思われる六つの革新を挙げてほしいと頼まれた折には、自動走行する車や装着者の病気を発症前に検知する腕時計にもまして、植物肉を上位に置いた。シュミットの報告書はその理由として、植物肉が二つの難問に答えられると述べる。難問の一つは、気候変動と闘うにはどうすればよいか。もう一つは、二〇五〇年までに地球を覆うとされる九〇億人の人口をどう養うか。

マーストリヒト大学医療センターに勤めるオランダ人科学者のマーク・ポストは、ペトリ皿がその答だと考える。二人のブラウンが植物の解体に勤《いそ》しんでいるかたわら、ポストは牛の筋肉の幹細胞を使い、ペトリ皿で牛肉を培養する技術の改良に年月を費やしていた。しばらくすると、彼はペトリ皿での研究をやめ、培養組織を二万五〇〇〇リットルの巨大な生化学反応器《バイオリアクター》に入れて牛肉をつくりはじめた。

リアクター一つは一万人分の「クリーンミート」――本物の肉でありながら罪が軽いもの――を生産しうるうえ、大量の温室効果ガスを排出することもない。

同僚のオランダ人、ヤープ・コルテウェッグも動物と気候にやさしい肉を開発している。こちらは豆の一種のルピナスを実験で使い、大豆肉もつくった。コルテウェッグのウェブサイトには、白いシャツを着て血のような染みをつけている彼の写真があるが、よく見るとそれは手にした刻み人参の束《たば》から散ったオレンジ色の飛沫《ひまつ》だと分かる。長いあいだコルテウェッグは農家として働き、肉の味をこよなく愛していた。罪悪感からベジタリアンにはなったものの、好物を諦めたくはなかった。食品開発者やシェフのチームとともに彼は実験と試行錯誤を始め、ベジタリアン・ブッチャーを立ち上げた。同社は後にユニリーバに買収され、商品には植物性のチキン、ベーコン、ボローニャソーセージ、ホットドッグ、ナゲット、照り焼きチキン、ミートボール、さらには魚介類不使用のエビもどきやツナが加わった。ベジタリアン・ブッチャーは世界最大の肉屋になることをめざしている。

これは壮大な目標だが、植物肉をつくる仲間たちの野心に比べれば控えめともいえる。ビヨンド・ミートの創設から数年後、イーサン・ブラウンはスーパーマーケットのあらゆる肉製品を二〇三五年までに植物肉で置き換えたいと述べ、パット・ブラウンはインポッシブル・バーガーが持続可能な地球の未来にとってどれだけの重要性を持つのかとジャーナリストに尋ねられたとき、植物肉の技術は人類が別の惑星へ移住する必要をなくす、と冷静に答えた（惑星移住の案は一部の者たちにより、地球問題の解決策として真剣に検討されていた）。「火星は地球に比べたらまったくとんでもない星です」とブラウンは語った。「誰も火星に行きたいとは思わないでしょう。火星には空気がありません。ところがある人々は、地球を滅ぼし尽くした末に暮らせる場所が必要なので、何とか火星に移住する方法を見つけなければ、などと論じているのです。けれども私たちが影響力を持てば、地球が救われて住める場所になるので、火星に行く必要はなくなります」

ちなみに、ビーガンの友人で一流シェフでもあるデレクは、パンケーキのつくり方を学ぶためにレシピを使うよう私に勧めたが、これは正論だった。私のパンケーキはもういさかいの原因にはならず、吐き気を催すものでもない。材料にはココナッツミルクやアーモンドミルク（わが家では今や植物性ミルクを使うのが当然なので、買い物リストではこれらを単に「ミルク」と記している）、それにバナナ、チアシード、その他、家にあるものを何でも使う。今日は特においしい、という日はあるが、総じていつもおいしい。あるいは、アメリカの友人風に、「すっごくおいっっっしい」と言ってもいい。

第五章

恋人募集：二〇～四〇歳の格好良くてセクシーなビーガン男性

@magicalangel123は「『ベジのロミオ』はどこ？」と問う。ビーガンの出会い系サイトで彼女は「倫理的なソウルメイト」に向け、「何事にも寛容な心を持っていて私を迎えてくれる」人は連絡をください、とお願いする。

ブラジル出身、二一歳のルーカスは、自分のことを温厚で友好的で独創的と紹介する。好きなことはハイキング、サイクリング、音楽鑑賞、絵画。動物を大切に思っているので、肉食はせず、将来のパートナーも「当然」そうであることが条件だけれども、「それは言うまでもないよね」と書き添える。

@ethicalveganは、二人の成人したわが子と、二人のかわいい孫がいて、今は余生をともに過ごす「ビーガン紳士」を探し求めている。

@maneatplantsは「据え膳食っても動物は食いません」と言う。

ビーガン性愛者に会おう

「ビーガン性愛者」（vegansexual）は公認の用語で、植物ベースの生活を送り、ビーガンとの恋愛や性的関係のみを求める人々を指す。こうした人々はビーガンの出会い系サイトや各地で催されるビーガンの集まり、「同じ心を持つ人々にすぐ出会いたい方のために」とうたうベジ・スピード・デートのようなプラットフォーム、あるいはビーガンの出会い系アプリ「ビーガニフィック」などを覗けばたくさん見つかる。カンタベリー大学の研究者アニー・ポッツは、ニュージーランドで一五七名のビーガンを対象とする調査を行ない、そのほとんどが肉食者よりも菜食を貫く人物に恋することを発見して、二〇〇七年に「ビーガン性愛者」という語をつくった。イギリスの研究でも似た結果が出ている。

ビーガン性愛者がビーガンのパートナーを欲する一番の理由は、大切な原則を相手の菜食者と共有し、同じ視点で行動したい、という思いにある。例えばビーガンのカップルは酪農業の「廃棄物」（雄の子牛）が殺されるのはよくないと考え、そうした行ないを金銭的に応援しないよう、スーパーマーケットで牛乳を購入することは避ける。ビーガンにとってこれは論理的な結論であって、そうしないのはビーガン性愛者からすると関係を壊す要因になる。

「私は倫理的な理由でビーガンになったんだけど、あなたは？」という切り出しは、私にはあまり向かないと思うが、ビーガン性愛者にとってはデートで初めに尋ねるまったく自然な質問となる。相手の瞳が綺麗だろうと無精ひげがセクシーだろうと、これ以外のことで会話を続ける意味があるだろうか。ビーガン性愛者からすれば、動物を食べる人物とデートをしたくないというのは、難民支援に携わる活動家が外国人嫌悪に凝り固まった人物に惚れないのと同じで、説明するまでもない。生活観がまったく違う者同士では価値を置くものも違う。理解がないのはセクシーとはいえない。ビーガン性愛者の目で見ると、食であれ何であれ、消費行動はパートナー候補者の奥底にある価値観や性格特徴を映し出す。戸棚にどんな食料品があるかを見れば、その人が動物への思いやりを持っているか、環境について考えているかが分かる。それはまた、デート相手が自己中心的ではなく、自分の行動に責任を持てることの目印でもあり、一緒に家庭をつくりたいなら大きな得点になる。

ビーガン性愛者にとって、ビーガンのパートナーを持つことのもう一つの利点は実生活の送りやすさにある。ビーガンならパートナーと同じものを食べ、同じレストランに行けるほうがいい。避妊具も自然派の薬局で注文したいと思う。普通の店で買えば、コンドームには高い確率で酪農業の副産物であるカゼインが含まれ、避妊用ピルには豚肉生産や牛肉生産の廃棄物からつくられるゼラチンが含まれている（ご存知なかっただろうか。つまりビーガン性愛者とはそういうことをいう）。

もう一つ大事な点として、ビーガン性愛者がビーガンのパートナーをより魅力的と感じるのは、動物消費者よりもいい匂いがするから、あるいは「歯の隙間に肉が挟まっている」かもしれない相手とキスをするのが気持ち悪いから、あるいはデート相手が明日の朝食では牛乳ヨーグルトを食べるだろうと考えるだけで気持ちが冷めるから、ということもある。これをバカバカしく思うようなら、一日じゅうずっと人肉のスライスをむさぼっていた人物、あるいはゴールデンレトリバーの肉をむさぼっていた人物と出会ってみたら、と想像してみよう。ぐちゃ、ぐちゃ、ぐちゃ、ごっくん……と、そんな唇があなたに迫ってきたらどうだろう。

説教

ビーガンがみんな恋愛について厳格ということはない。私も違う。私は本書を書きはじめてビーガンになったが、その四年ほど前に、熱心なクライマーの男性に心を奪われた。彼は会ったときからすでにベジタリアンだったが、乳製品と卵が大好物で、私がビーガンになると決めたときにもそのままだった。筋肉をつくるために必要な蛋白質《たんぱく》を動物性食品から摂るのが習慣だったので、トレーニングを終えた彼が疲れて家に帰ってきたとき、私はよくナッツ入りのギリシャヨーグルトをつくってあげた。逆に彼は、二人でネットフリックスの動画を観ている夜に、ココナッツ・アイスクリームと植物性のクッキードウを混ぜたボウルをつくってくれたりした。

それで、以後ずっと幸せだったかというと、常にそうともいえなかった。一緒に過ごしているあいだ、私たちは時にこの食事と生活スタイルの違いがつらいと感じることがあった。この本を書くために調査を進めて、酪農業や採卵業に関する報告書を立て続けに読んでいると、二人の買い物リストに「卵」や「パルメザン」と書かれているのが私にはときおり苦痛に感じられた。

それを買わなければならないのはさらに嫌だった。買えば私も、自分が断固反対しているはずの動物を苦しめる営みにお金を投じることになるのだから。けれども、パートナーがそうしたものを好んでいるのは確かで、私は自分の考えを押しつけるべきではないと思っていた。彼は自分で人生の決定を行なうべきであるし、私の主義は必ずしも彼のそれより優れているとはいえなかった。生活に関する他の方面では、彼のほうがずっと意識が高く、スーパーでは可能なかぎりプラスチック包装を避け、近所の公園ではよくゴミを拾っていた（私は面倒だったり注意散漫だったり忙しすぎたりで、あまりそういうことはしなかった）。それで彼に講釈を垂れるのは何様かという気がする。理解がないのはもちろんセクシーでないとしても、自分が一番物事を分かっているという考えになると、おそらくなおのこと愛が殺《そ》がれる。

私は二人の食事を白熱した口論にしたくなかった。おいしいタルトの材料になる卵の代替《だいたい》品をスーパーで探しているときには、自分は執筆物だけに収まらない人間、研究だけに収まらない人間なんだと考えた。活動家になりたいわけではなく、ただ彼のパートナーとして、この本を書きはじめる前と同様、気兼ねなく一緒に笑い、料理をつくり、おしゃべりできる人間でいたかった。

それでも時に私は抑えきれなくなり、二人の夜は突如、食の未来に関する講義へと変わってしまった。卵が（ずっと）切れているね、と彼が言えば、私はほとんどヒステリックなまでに力を込めて、キッシュは卵の代わりにひよこ豆の粉でつくったと言い、自分なりに穏やかかと思える口調で、去年はオランダの屠殺場で計六億二七五一万一八〇〇匹の動物が殺され、そのほとんどが鶏だった[1]、というような話をした。

「おかしいと思うでしょ?」と私が問いかける。

彼はろうそくの灯を消して、開けたばかりのワインのコルクを閉めた。

「もうお休み?」。私は愕然として、少し腹が立ちながらそう尋ねた。「でも事実だから……話すのもダメ? 悩みができたら話し合えなきゃって思うんだけど。議論はいいから」

私たちはお互い、新しい口論の引き金に触れないための方法を学ばなければならなかった。私のほうでは、一緒に夕食をとっているとき、読んだもの、聞いたこと、考えたことについて話さない、というのがそれだった。家では口にしなかった話題も多々ある。代わりにそれはノートに書きとめ、後でビーガンの友人に電話をかけて語り合うなり、運動をして頭を冷やすなりする。それから努めて気分を切り替え、パートナーと穏やかな夜を過ごした。彼のほうでは、不意に好物の料理をことごとく改変しだして、別の新しいものを欲しがるようになったパートナーに慣れる必要があった。そのパートナーは、農家や動物の権利活動家に数えきれないほどのインタビューを行なったあげく、ときおり青ざめた顔に作り笑いを浮かべて家に帰ってくる。世界の問題に個人的に深く首を突っ込み、それを家に、そして台所に持ち込む。

二人の台所に。いい、

楽園のトラブル

ほかのカップルも同じような問題に行き当たり、時に自力では解決できなくなる。思い描いてみよう。ビーガンの男性が動物を食べる女性に惚れ込み、のぼせあがっているうちに、食の違いは何とかなるように思えてくる。ところが四度目のデートで、彼女はレアステーキにナイフを喰い込ませ、彼はその皿にゆっくり広がる血から目が離せなくなる。あるいは彼女が両親に彼を紹介し、彼は彼女のお母さんがつくってくれたクリームパイを遠慮しなければならなくなる。

残念。

ビーガンと動物消費者は、常に関係上の問題をきたすとはかぎらない——世界には幸せなカップルがたくさんいる——が、喧嘩はよく起こる。それがあまりに頻繁で、しかも過熱するので、メラニー・ジョイはそうしたカップルの自助本を著し、大勢のビーガン・ブロガーは助言を与える記事を書いている。これについては後述するとして、まずはもう少しこの問題を詳しく追ってみよう。

多くのビーガンは、相手に夢中だった最初の時期が過ぎると、動物消費者のパートナーが夜に行く予定のレストランで「とびきりのラム」を注文したいと嬉しそうに語るのが、聞くに堪えないと感じるようになる。ましてパートナーが、自分たちに子どもができたら肉と乳製品を食べるのは認めようなどと言いだしたら、たまったものではない。食肉産業や酪農業について考えれば考えるほど、ビーガンは自分のパートナーがそうしたことについてどれだけ考えていないのか、またどうすれば違う考え方ができるのかが分からなくなってくる。一方、動物消費者は動物消費者で、「楽しい」食事がことあるごとに皿の上の食べものをめぐる倫理的議論に発展するのをわずらわしく思い、牛乳が付いた口ひげをビーガンのパートナーが凝視しつつ不快そうにしているのを見て、個人攻撃を受けていると感じる。「個人攻撃じゃないから」とビーガンのパートナーはため息まじりに言う。「あなたが悪い人だっていうんじゃなくてね、ただそれを飲む選択は相応の結果を招くんだよってことを言っているだけで」

けれどももちろんこれは個人的なことに違いない。

癒しの食

何を食べるかという選択ほど人生の中で個人的な事柄はない。食べもの、家族、記憶は、互いに深く結びついている。

食は思い出であり、しきたりであり、祝いであり、癒やしでもある。

人が何をおいしいと思うかは、味覚によるのもさることながら、それよりもむしろその人が人生の中で経験したこと、感じたことによる。病気のときにお母さんがつくってくれたチキンスープ。暑い夏の日にビーチであごを流れ落ちたソフトクリーム。初めて彼氏の家を訪れたときに振る舞ってもらったボンゴレ・スパゲッティ。一〇代の頃に夜のイベントで飲んで、トイレで吐いた後もしばらく喉を焼いていた安物の甘いリキュール。

食べものはこの上なく個人的である一方、それに劣らず政治的でもある。人が購入する食べものはどれも、ある意味で投票となる。酪農業界に投票するか、植物性ミルク業界に投票するか。有機肉の部門に投票するか、ケール部門に投票するか。砂糖会社に投票するか、クリーンミートの生産者に投票するか、それとも近所にある個人経営のパン屋に投票するか。食べものの選択は特定の組織に対する政治的・経済的支援の表現となり、西洋に暮らすほとんどの人々は、意識するとしないとにかかわらず、一日に少なくとも三度、これを行なう。そして投票は特権であると同時に責任でもあり、誰もあなたの代わりは務められない。食べる行為と同じように。

何を食べるかは、一個人が完全に自己裁量で決めることができ、そうすべきでもある数少ない事柄の一つに含まれる。あなたが大人になれば、誰もあなたが食べるものを決めることはできない――自由意思が認められない場所に住んでいるか（そうでないことを願う）、あるいは強制給餌でもされないかぎり（もちろんそうでないことを願う。というのもそれは人間をフォアグラ生産に使われるトゥールーズ種の鵞鳥《がちょう》にするようなもので、この鳥が信じがたいほどひどい生涯を送っていることはどんなに動物製品が好きな人でも認める）。

食べるものを選べるなら、一食一食の食事は政治行動、つまりある生産者を応援して他をボイコットする決定となる。特定の食品開発に対する投資といってもいい。何かを食べるごとに、あなたは経済と政治をある一定の方向に動かす。

台所の食料品棚を見せてくれたら、あなたの信念を言い当ててあげよう――

〝コーヒー豆を収穫する農家はもっと給料を支払われるべきだ。たとえそれで私の負担が増しても〟

〝コーヒーは高すぎる。私は一番安いブランドで充分〟

〝食は医薬だ〟

〝食は燃料だ〟

〝動物は人間に仕える〟

〝動物は私に食べられるために苦しめられるべきじゃない〟

〝私は今の食品システムがどれほど無駄が多くて浪費的か知っている〟

〝そんなの知らない。おいしいものが食べたいだけだ〟

STSS

政治の話はお腹一杯なので、今度は食の選択が身近なところにおよぼす影響を考えてみよう。それは食事の席、寝室、家庭である。ビーガンは世界で急速に増えているので、菜食者と動物消費者の混合カップルは必然的に増え、食卓での口論も起きやすくなるに違いない。これはメラニー・ジョイも予想していたことで、彼女は専門の見地からビーガンと非ビーガンの混合カップルにみられる関係問題を扱う。

「一方がビーガンになる、もしくはすでにビーガンで、他方が肉や乳製品を食べつづけるという関係では、摩擦が生じがちです」とジョイは二〇一九年春、私とのスカイプ通話で語った。ウィキペディアには五五歳とあるが、ずっと若く見える。このときは黒い髪を後ろで一つに結び、ダークグリーンのTシャツを着ていた。「ビーガンが表立って動物を食べる側の食習慣を批判するのが原因のときもありますが、ビーガンが何ら批判的なことを言わなくても、非ビーガンのほうが批判されていると感じるせいでそうなるときもあります。それまでと同じものを一緒に食べなくなるというのは、かつての自分たちや今の自分たち、あるいは正しいと思うことや普通と感じることの否定と受け取られることがあります」

よく生じるもう一つの関係問題は、ビーガンになろうと決めた人が経験する感情的変化に由来する。「この決断へ至る前に、ビーガンの多くは個人的な危機を経験します。何かを読んだり見たりして、牛乳や卵がどんなふうにつくられているか、そこにどれだけの動物の苦しみが伴っているかを理解する。それ以前には知らなかったことです。すると食肉業界や酪農業界、自分の親、教師、新聞、買い物をしていた店などに騙されていたという気持ちが生まれます。それまで信じていたものはもう分からなくなる。結果、強い喪失感と不安を抱くことになり、それがパートナーとの関係に影響することがあります」

ビーガンと非ビーガンの意思疎通ならびに関係を扱った著書『信仰を超えて』の中で、ジョイはこの危機を「二次的外傷性ストレス症候群」（ＳＴＳＳ）と呼ぶ。暴力の間接的な目撃者となった人々はこれを抱えることがある。例えば災害などの初期対応を行なう人々は被害者の痛ましい話を聞いて、時に二次的ストレスの症状を呈し、仕事外の時間もそれに悩まされる。ジョイによれば、ビーガンも動物の苦しみに関するテレビの報道やオンライン動画を見て、それを頭から振り払うことができず、ＳＴＳＳを経験する場合がある。

私はかつての夜を思い出した。その日に読んだこと、見たこと、聞いたことを忘れようと努めなければならなかった夜。それはトラウマというほどでもなかったが、時にはどんなに抑え込もうとしても悲しい気持ちになったり考え込んだりすることがあり、暗い感情を振り払うのに数日を要したこともあった。ただ、私が動物たちに向けた同情を、児童虐待や家庭内暴力の事件を扱う緊急対応スタッフのそれと並べるのは少し不適切なように感じた。けれども暴力は暴力に違いない。それに対してある種の感情を抱くことに、なぜ恥ずかしさを感じなければいけないのか。

「肉食主義の社会は極度に暴力的な社会です」とジョイは強調する。「ただ人々がそれを分かっていないだけです。子どもの頃から、動物を虐待するのは普通で自然で合理的、さらには必要だと教えられるので。それから、この暴力が主犯格の業界によって、閉ざされた扉の奥に隠されているせいもあります。けれども舞台裏を見透かす人はどんどん増えています。食肉産業や酪農業の中で動物の身に何が起こっているかをよく学んでいくと、肉食主義社会で『普通』とされている大規模な動物虐待の痕跡が見えてきます。スーパーマーケットの冷凍品コーナー。高速道路で追い抜いた、豚でひしめくトラック。それにパートナーやお母さんが茹《ゆ》で卵の皮をむいている家庭の中にも」

もっとも、ある日を境《さかい》にそうした行ないを異常で不合理で暴力的とみるようになるのは、自分だけということが多い。残りの人々は皆、いつも通りに暮らして、買い物をして、食事を摂っている。結果、ビーガンの目には伴侶や家族や友人が、明らかに不道徳な行ないの加担者として映る。その人々がどれほど親切で愛想が良かろうと、ビーガンは今や別の角度からかれらを見つめざるを得ない。ある面で、この肉食者たちは「責任」を負っている。かれらは動物たちに不必要な苦しみを負わせる共犯者であり、新しい知識とその裏づけを得たビーガンは、自分の愛する人々がなおも肉食主義の教義にしたがっているのが理解できなくなる。

「兵士が使うこの言葉を知っていますか?」とジョイは私に尋ねた。「戦場を見てしまった者は、もう元のところには帰ってこられない──似たようなことがビーガンにもいえます」

社会との断絶

私はやはり、動物の苦しみに関するビーガンの証言と、退役軍人のトラウマを比べることに躊躇《ちゅうちょ》を覚えた。けれどもジョイがこの対比で言い表した感情は理解できる。二度と頭から消せない事実を知ってしまい、それまで普通で当たり前と思っていた人生の何もかもが、それこそ自分が大切に思う人々の行動までが、異常で受け入れがたいものになるという経験――。

私はかつて、買い物リストにあるというだけで何の気もなく卵を買っていた。けれども今では、いわゆる放牧鶏が短い生涯の中で想像もできない苦しみにさいなまれると知ってしまった以上、同じように卵を買うことはできない。かつては何も考えずにギリシャヨーグルトをボウルにすくっていたけれども、改めてパートナーのためにそれをしていると、不意に考えがよぎった。人間が牛の妊娠時期と妊娠回数を決め、長い金属性チューブをその性器に差し込んで人工授精を行なうというのは、おかしくないだろうか。子牛が母牛の乳を飲んでいいか、いいとしたらいつまでかを人間が決めたり、人の手や機械で牛の乳首をつまみ、乳汁を搾り出して売り物にしたりするのは、おかしくないだろうか。牛の女性器・胃袋・乳房に関し、私たちが神を演じるのは、ものすごくおかしくないだろうか。

そんなことは一度たりとも考えたことがなかった。

同じような変化を経験したビーガンは多く、そのことは友人や初対面のビーガンと話してみて分かった。

あるとき友人のJから、つらそうな電話がかかってきた。近所の人々から毎年恒例のバーベキューに誘われたのだという。「大好きな人たちだし、おしゃべりもするし、休暇のときは互いの猫や草花の面倒を見たりするような仲だから、誘われたら『うん』って言わなきゃとは思うけど、みんな肉や魚が大好物で、ぼくのほうはそういう業界についてよく学んだから、バーベキューにされる動物たちの境遇に意識が向かない人たちのことがもう理解できない。動物虐待のことを話して嫌な空気にしたくはないけど、それならこっちは一晩じゅう分の気持ちを抑えて振る舞うしかないわけで、すごく居心地悪いよ」

ビーガンの友人Vは、養鶏場に潜入した活動家がつくった動画を観て涙を流したとき、彼氏から「大げさすぎる」と思われたことで喧嘩別れしそうになったという。動画では暴れるひよこたちが生きながらシュレッダーでミンチにされていた。「そんな動画を観た後でも、明るくいたいとは思ったよ」とVはため息をつく。「でも頭から離れなかった。それに彼がそういう画像をまったく観ようとすらしないのも分からない。私がその話をするのはうんざりなんだって。『不快』だから。いや分かるよ。でもそれは今の食料生産システムが不快だからでしょ。で、私はそういう客観的な事実を受け止めて、心を動かされて悲しい気持ちになるんだけど、だとしたらあの人は何なの？　耳を塞《ふさ》いでいるのか無関心なのか。どっちにしてもひどいけど」

ニュースメディア「ヴォックス」の大人気ポッドキャストで司会を務める政治ジャーナリストのエズラ・クラインは、ビーガンになったことは人生の中で「最も大きな混乱と変化を伴う経験の一つ」だったと語る。それは周りと違うものを食べるようになったからというより、人の見え方が変わったからだという。仲の良い友人らと食事をしていると、友人らが肉のスライスを切り、クリームや卵を頬張る様子が目に入る。すると「罪なことをしているな」という考えしか湧かない。肉食主義社会の中でビーガンになると、こうした調子で、友人関係、家族関係、あるいは恋愛関係を危うくするおそれがある。

セラピー

「混合カップルは関係を保つために何ができるでしょうか」と私はジョイに問うた。その質問はやや切実に聞こえたらしく、ジョイは同情的としか言いようのない表情でこちらを見つめ、パートナーが動物消費者であなたが菜食者なのかと私に尋ねた。

やや答に詰まってうなずく。「なるほど、難しいですね」とジョイはにっこりした。彼女は以前、自分のパートナーは自分と同じくビーガンだと言っていた。以前の恋人たちはどうだったのか。その人たちとはどんなことがあって、それはどう処理したのか。尋ねると、ジョイは視線を落とし、ためらった後、意味深に言った。「それは……複雑です」

彼女の助言はこうだった。最も重要なのは、植物を食べる側と動物を食べる側が互いをそれ以上遠ざけないことである。「どちらにとっても、断絶感の原因は食にあるように思えます。ビーガンは多くの場合、相手を説得してビーガンにすることでこの問題を解決しようとします」。ビーガンつまり同じものを食べるようになれば自分とパートナーは感情的につながるだろう、とビーガンは考える。ところがそれは逆効果だという。「ビーガンでない側はプレッシャーを感じて、これがさらなる距離感を生みます」

なんと。

私はあの夜、台所でパートナーに、毎年どれだけの動物が殺されるかを、あまり器用とはいえない形で伝えたが、あれは後で考えれば誘導法として効果がないだけでなく（パートナーはその話を聞いた後も卵の摂取量を減らさなかった）、私たちの溝《みぞ》をさらに深めてしまったらしい。私にとって肉食が耐えがたかったように、彼にとっては私のビーガン講義が耐えがたかった。

「混合カップルにとって本当に大事なのは、家で何を食べるかではなく、パートナーに顧みられている、聞いてもらっている、支えられているという感覚です」。それがなければ人は人間関係の中で心もとなさを感じる。これはあらゆる関係に当てはまることで、ビーガンと非ビーガンの混合カップルも例外ではない。「心もとなさを覚えるのは、自分が胸を痛めたことについて、パートナーが無視したり軽んじたりしたとき、あるいはそれを良いことのように語ったときです」。例えば動物を食べる者が自分の皿に載った「おいしいラム」について嬉しそうに話す場面、あるいはビーガンと付き合うパートナーが、農用動物は生きているあいだも殺されるときも痛みや恐れを感じないと語る場面を思い浮かべてみよう。「ビーガンとの感情的なつながりを修復するために、動物消費者が食を変える必要はありません。ただし、ビーガンが悲しんだり考え込んだりしていることへの理解は示す必要があります」。そうすれば動物を食べるパートナーは「ビーガンの連帯者」になれる。

同じくビーガンは、肉や乳製品を食べる者が、肉食主義に加担してはいても、「罪人」とはかぎらないこと、残忍もしくは冷淡とはいえないことを理解しなければならない。「人は複雑な生きものです」とジョイは言う。「そして人生の中で違う役を演じています。ビーガンの活動家は植物性のスニーカーを履きますが、それは中国の児童労働でつくられたものかもしれません。とするとその人は罪人なのか英雄なのか、どちらでしょう?」

植物を食べる者も動物を食べる者も、自分の個人的な限度について話しておく必要がある。どこまでなら平気か、どこからが無理かを示しておけば、一緒に妥協点を見つけ、口論を避けることができる。ビーガンのほうは、肉食主義者のパートナーのために動物製品を買うことはできるか。料理で肉・乳・卵を使うのはどうか。パートナーがそうしたものを食べている様子を見るのはどうか。非ビーガンの側は、植物性料理のつくり方を学ぶ意欲はあるか。ビーガン商品が多い遠くのスーパーまで自転車で通えるか。夕食の席でパートナーの咎めるような視線を感じずに肉を食べることは重要なのか。

さあ、出揃った。これでもう一時間のセラピーを受ける必要はない。この本を書いた甲斐もあったというものだろう。

洞窟人の生きざま

ここで男性について語らなければならない。あるいはむしろ、男らしさについて。ビーガン運動はまたたく間に成長を遂げ、人間関係の世界を揺るがすだけでなく、それを遥かに超える範囲、特にジェンダーの概念に揺さぶりをかけた。生物学的な性とは違う。ジェンダーは文化的なものであって自然なものではない。それはアイデンティティや期待される行動に関わり、男性と女性に属性を割り当てて性差をつくる。

割り当てられるのがどんな属性かは社会によって異なる。西洋諸国では、この区別は数世紀にわたって次のようなものだった――たくましくて理性的なのは男らしく、やさしくて感情的なのは女らしい。数学と統率は男が生まれつき得意で、言語と配慮は女が優れている。男はいつもセックスを求め、女はいつも頭痛を抱えている。そして、「本物」の男は肉を食べ、野菜は女と弱虫と兎が食べる。

大ざっぱといえばあまりに大ざっぱ。

古臭いといえば本当に古臭い。

生物学的に証明されていないといえばまったくその通り。

にもかかわらず、こうしたステレオタイプは少年、少女、男性、女性、ジェンダーが定まらない人、ジェンダーの区別がない人、いずれの行動と思考にも大きな影響をおよぼしている。

二〇一二年にアメリカの科学者たちは、消費者が肉食と男らしさを結びつけていることを示すさまざまな研究を発表した。「力強く、伝統的で、マッチョで、筋骨隆々で、いかにもアメリカ的な男性の感覚では、赤肉が力強く、伝統的で、マッチョで、筋骨隆々で、いかにもアメリカ的な食べものと映る」と『消費者研究ジャーナル』は結論する。力強さや男らしさの意味するところについて伝統的な考え方を持つマッチョなアメリカ人男性は、赤肉をアメリカの象徴たる男らしいパワフルな食材とみる。実のところ女性たちの多くも調査対象者の男性らと同じ考えを持つ。彼女らは自分が肉を食べないことについてはあまり悩まない一方、男性は肉を食べる「必要」があって、それを「期待」されてもいると考える。「本物」の男は肉を食べる「必要」がある、という考えはほかの西洋諸国でも長いあいだ常識だった。それも大きな強い動物の肉が望ましく、牛肉のほうが小さくて食べにくい鶏肉よりも良い。こうした好みの根底には、肉を食べた者が動物の強さを取り込み、「雄牛のように強くなる」という（無意識の）信仰が横たわっている。茶色い皮のエプロンをつけ、あごひげを生やし、肉を焼こう。なぜなら「我々［男性］が欲するのは、洞窟人の食事を連想させる炎、赤く燃える石炭、たゆたう煙の筋」なのだから。[2]

確かにそうなのだろう……が、社会心理学者のハンク・ロスジャーバーによれば、肉を食べる「洞窟人」のイメージは先史考古学に由来するものではないという。「本物の男は（野菜の）キッシュを食べない——男らしさと肉食の正当化」といううまいタイトルの記事で、ロスジャーバーは男の肉食者というステレオタイプのイメージがごく最近つくられたものだと説明する。つくったのは企業で、狙いは金儲けにあった。時あたかも、男らしさに関する手垢《てあか》のついた考え方が、怒れる女性たちの笑いものにされだした頃に当たる。

男向け宣伝

二〇～二一世紀の話になる。この時期、欧米圏では男性が「統率者」や意思決定者を務め、女性がその従属者になるという不平等な経済や家庭生活が多数の国々で営まれてきたことに対し、フェミニズムからの批判が高まっていた。結果、家父長の権力は衰えはじめる。一七六五年には、イギリスの法学者ウィリアム・ブラックストーンが、イギリス法（のちにアメリカ法になる）の注解でこう述べていた。「結婚によって夫と妻は法律上、一人の人格になる。すなわち、女性の存在そのもの、ないし法的存在は、結婚しているあいだは留保されるか、あるいは少なくとも夫のそれに吸収・合併される」。要するに、結婚した女性は法的に存在を認められず、その人生は文字通り、夫による扱い次第で決まった。相続があろうとなかろうと、自分の収入があろうとなかろうと、女性は何も所有せず、夫がすべてを所有した。

けれども時代は変化を遂げていた。

一九一九年には女性が投票権を獲得する。

一九七〇年にはオランダのフェミニストたちが、自分の体で起こることについては自分が決めると訴えていた。

一九八〇年にはオランダで中絶が合法化された。

同年、（男女）平等待遇法が敷かれ、男性の同僚と同じ地位の女性には、同じだけの給料が支払われなければならないとされた。
一九九一年にはオランダで夫婦間の合意なきセックスが犯罪となった。（誤植と思われてはいけないのでもう一度言っておくと、夫婦間の合意なきセックスが犯罪となったのは実に一九九一年のことだった）

これらの法改正は、女性に生まれることの意味を覆したばかりでなく、男性であることの意味をも揺さぶった。ズボンをはいた、高給取りの、政治活動に熱心な、「ノー」を言う女性たちを前に、古い男らしさを喧伝することはますます難しくなった。

困惑する男性らの助けは、思いもよらないところから来た。ファストフード・チェーンと自動車メーカーはこの時期、テレビと広告掲示板での宣伝を介し、男性アイデンティティを必死に模索する男性らに狙いを絞った。ドミノピザ、バーガーキング、ゼネラルモーターズ、マクドナルド等々の広告は、肉をたっぷり食べているかどうかで本物の男を見分けられる、そして失われた男らしさを取り戻すにはもっと消費を行なうだけでよい、というメッセージを再三にわたって発した。

アメリカのテレビで放送されたファストフード・チェーンのデルタコによるＣＭを観てみよう。そこではある男性がイケア風の組み立てキットで家具をつくろうとしているが、うまくいかない（男らしくない）。そんな矢先に彼は神の啓示を受け、牛肉がたくさん入った新発売のブリトーを買うよう勧められる。「野獣を育てる牛肉たっぷりのブリトーはこれをおいてない」。

つまり何が言いたいのか。牛肉を食べれば「野獣」になれる、それこそが「本物の男」のあるべき姿だ、ということだろう。

あるいはゼネラルモーターズがつくるハマーの有名CMはどうか。そこでは二人の青白い青年が店のレジに並んでいる。レジ係(女性)は一人目の会計を始める。買い物は豆腐、野菜、「大豆」と書かれた何か、フルーツジュース。続いて二人目の男性がレジカウンターのコンベヤーに購入品を置いていく。大きな肉のパック、バーベキュー用の木炭。男性は最初の客の豆腐を見て笑う。笑われた男性は恥ずかしがっているような表情で目を逸らし、うつむく。と、目がハマーの広告に引き寄せられ、彼は最寄りの自動車販売店に駆け込む。のちに彼は新車のハマーに乗って、人参をかじりながら高速道路を駆け抜ける。画面に映ったテキストには「男らしさを取り戻せ」とある。つまり、野菜や豆腐を食べるのは肉を食べるよりも男らしくないことで、もしそれをするなら、男らしさを人一倍際立《きわだ》たせるもの(ここでは高価な大型車)を買ってその埋め合わせをしなければならない。

また、二〇一四年にオランダの香辛料メーカー、レミアが打ち出した宣伝では、戦争映画を撮っている俳優が野菜ケバブを食べようとする。ケバブに歯を立てようとしたところ、彼はかのシルベスター・スタローンに引っ張られる。突如グレネードやら何やらが二人を襲うが、スタローンはケバブを食べようとした男性を守るのに苦戦する。「虎みたいに戦いたいなら、兎みたいなものを食べていちゃダメだ」とスタローンは彼に助言する。

こうした宣伝を列挙して分析してみると、いずれも噴飯ものであるし、そこに描かれている男らしさの観念がバカバカしいまでに誇張されているのも分かる。けれども広告主にユーモアや皮肉の意図があったところで、これらの表象が力を失うことはない。感受性の強い若い男性は、これらの宣伝を見て笑うかもしれないが、大量にそうしたものを浴びていると、あえてハンバーガーよりも野菜ブリトーを選ぼうとはしなくなる。肉食はたくましく見えるだけでなく、男性のジェンダーとして「期待」されていることでもある。

肉を食べる「野獣」としての男性イメージは、男性誌によってさらに強化される。二〇〇四年、言語学教授のアラン・スティッベは雑誌『メンズ・ヘルス』の六つの号を分析した。同誌は当時の時点で三五〇万部の世界流通量を誇り、腹筋が割れた日焼け男性のモデル写真が表紙になっていることですぐに見分けられる。分析の結果、スティッベは同誌の記事と写真が肉、特に赤肉を、男らしさと結びつけていると結論した。すなわちこの雑誌では、男らしさを高めるために肉を食べなければいけない、なぜなら肉は筋肉・健康・性的魅力・たくましさの源泉だから、ということが幾度も明言されてきた（まったくおかしなことに、飽和脂肪酸やトランス脂肪酸やコレステロールを多量に含む肉製品、例えばハンバーガー、ホットドッグ、ステーキ、ベーコンなどの消費が、心血管疾患や勃起不全と関係しているという事実はどこにも書かれていない）。

観念の変化

二〇一八年頃から、男性のイメージは再び変わりはじめた。今度のきっかけは怒れる女性たちではなく、もはや「虎」やほかの動物と同化することを望まなくなった男性らのほうだった。彼らは動物を食べたがらなかった。話はそれに尽きる。

今度の主役は、植物性料理が栄養と強さの源泉になりうる点で肉に劣らないことを示そうとするシェフたち、植物性蛋白質で筋肉を鍛えたボディビルダーや他のアスリートたち、そして男性肉食者のイメージを公然と批判したビーガンのセレブたちだった。

イギリスではデレク・サーノとその相方〔チャド・サーノ〕が、自身らの料理会社ウィキッド・ヘルシーで、「本物」の男が食べるもののイメージを刷新した。膨大なオンライン上のフォロワーやレシピ本の読者に彼らが紹介する料理は、バーベキューにうってつけなうえ、植物性なので従来の「男らしい肉」よりも脂肪分が少なく、割れた腹筋をつくりやすい。著書『マン・イート・プラント』では、男性のビーガンらが肉をやめたわけについて語る。そして同書に収録されたレシピは、「血の気」と「スモーキーさ」と「ジューシーさ」の点で、肉食主義時代に広く「男らしい」とみなされていた料理に引けを取らない——ただしこの「男の餌2・0」は、ビート、豆腐、その他の植物性素材からつくられている。

デレクたちの狙いは「男らしさ」の概念をひっくり返し、揺さぶり、切り開いて、自分たちがなりたいと思う男性像に近づけることにある――『メンズ・ヘルス』の表紙を飾るような強く健康的な男性像、暴力的なのではなく尊敬できる男性像へと。二人は伝統的な男らしさの観念のうち、魅力的と思う部分のみを抜き出す。バーベキュー、栄養に富む愛情のこもった料理、割れた腹筋。残りは捨てた。

俳優、デザイナー、テレビの司会を務めるビーガンのダニエル・クーカンも、ブログで似たようなことを行なった。自分は肉が恋しい、「毎日求めている」、しかしその欲求に抗《あらが》うことは強さの証で男らしい、と彼は読者に語る。「本当に分からないのだが、いつから正しいことよりもたやすいことをするのが男らしいという話になったのだろう?」

このもっともな疑問を目にして、私は作家ジョナ・サフラン・フォアを思い出した。フォアは著書『イーティング・アニマル』の中で述べている。「仲の良い二人が昼食で落ち合う。一人はバーガーが好きだと言ってそれを注文する。もう一人もバーガーが好きだが、そこで自分が衝動的に食べたいと思ったものよりも大切なことがあると思って別のものを注文する。どちらのほうが冴えているだろう?」

フォアもクーカンも伝統的な「強い男」の観念を完全否定するのではなく、それにちょっとした修正を施す。「本物」の男にとって、精神的な強さは肉体的な強さ以上とはいわずとも、それと同等の重要さを持つ、と二人はほのめかしている。つらく、多少の努力を要するとしても――あるいはそうだからこそ――道徳的に正しいと分かっていることをする。これこそ男らしい。それをしないのは、心の奥底で自分の価値観にそぐわないと分かっていながら、おいしいもの、気持ちいいもの、易しいものに屈することを意味する。これはフォアとクーカンにいわせれば力強くなく、感情的かつ情緒的であって、こうした性格特徴は伝統的に女性らしさや「ご婦人がた」と結びつけられてきた。

この考え方にどうもなじめないという人は、ビーガンのドミニク・〝ドムズ〟・トンプソンを見てみよう。彼は一九万三〇〇〇人にのぼるインスタグラム・フォロワーの多くから男らしさの象徴とみられている人物で、その大きく発達した筋肉を「象の食べもの」、つまり植物を食べることで手にした。異性愛女性のビーガン性愛者一同に言っておくと、私が調べたかぎり、ドムズが目下、添い寝をしている相手は、家に飼っている小さな白犬のスクラフ・マクフライしかいない。

第六章

植物ざんまい

オレオはビーガン。

リッツ・クラッカーはビーガン。

ハーシーズのチョコシロップはビーガン。

ウォッカはビーガン。

スウェディッシュ・フィッシュはビーガン。

テイタートッツはビーガン。

レイズのポテトチップス、オリジナル味とＢＢＱ味はビーガン。

プリングルズもビーガン。

白砂糖はビーガン、スーパーで買えるハードのロールパンはビーガン、オランダの大手スーパーマーケット・チェーンで買えるアプフェルシュトゥルーデルはビーガン、その調理済みシナモン生地もビーガン。


何が言いたいかは分かると思う。ビーガン食は「健康食」とは違う。ビーガニズムは道徳的な選択であって、食品と栄養の知識にもとづくとはかぎらない。ダイエットや減量法とも違う。多くの人々がこの二つを結びつけるのはビーガニズムの巧みなマーケティングによる。

西洋文化圏では多くの人々がやせたい、格好良くなりたい、健康になりたいと願っている（大体この順番）。けれども毎日電車で通勤していたり、仕事の後は疲れすぎていてジムに行けなかったり、社員食堂や駅で絶えず脂肪分に富んだ、甘みの強い、けれどもたまらなくおいしいお菓子の誘惑にさらされていたりすると、願いを叶えるのは難しい。そこで理の必然として、人口の三人に一人は減量に励み、ダイエット産業は毎年大きな収益を上げる。[1]意味のない減量ドリンクや錠剤、調理済み食品とともに、業者は希望を売る。そして希望はおろそかにできない。希望は常に湧いてくる。

「これを食べれば何もしなくたって効果抜群」とダイエット広告は請け合う。もちろん顧客のほうはこれがナンセンスだと知っている。顧客は太ってはいてもバカではない。減量したければカロリーを燃焼しなければならないこと、それが大変な自制・忍耐・甘受を要する長いプロセスであることは、重々分かっている。[2]けれどもダイエットに励んだ日の帰り、道にゆらめく自分の影を見て愕然とした人なら、希望を持つほうが失望するよりも遙かに心が和《なご》むと知っている。

ビーガン商品の開発者は喜んでこの心理に狙いをつけ、みずからの思想を広めたいと願うビーガンらもそうする。かれらは一丸となって新たな多目的の食生活を考案した——欲求と願望を叶えるためのビーガン生活。

「高いやせ薬を買うのではなく、ビーガンになって体重を減らそう！」とポスターやソーシャルメディアの投稿は訴える。これは話半分に聞かなければいけない。研究によれば、ビーガン食は低脂肪で病気予防に効く栄養分を多く含んだ献立にもなりうるが、好きなビーガン料理に油脂や塩分や砂糖をふんだんに加えることもできる。それを食べて太ることもあれば、飲みすぎて羽目を外すこともあり、頑張ればビーガン食品を食べて血管を詰まらせ、心臓発作を起こすこともできなくはない。

チョコスプレッドはビーガン。

チョコスプレーはビーガン。

ハインツのトマトケチャップは？　完全にビーガン。

コーラはビーガン。

サワー・ストロベリーベルトはビーガン。サワー・レモンキャンディもビーガン。スキットルズもスターバーストもそう。

フライもビーガン。

コルネットとマグナムはビーガン対応のものがある。これを書いているあいだに、ベン&ジェリーズは九種類のビーガン・アイスクリームを発売した。その一つは「ピーナッツ・クッキードウにチョコチップをまぶしたチョコレート・ピーナッツバター・アイスクリーム」。おいしそうではあるけれども健康からは程遠い。

オランダのマーガリン・ブランド、ハルヴァリーネはビーガンだが、コラムニストのシルビア・ウィッテマンはこれを「汚くて吐き気がするフランケンシュタイン風スプレッド」と評する。つまり、これはほかのマーガリン同様、動物油脂ではなく植物由来の油脂と水分からできていて、塗り広げることができるよう、化学処理を行なっている。水素添加というのがそれで、この処理によってつくられるトランス脂肪酸は心血管疾患のリスクを高めることが分かっている。マーガリンは牛乳でできたバターよりはカロリーが少ないにせよ、それだけで健康に良いということにはならない。

汚くて吐き気がするフランケンシュタイン風スプレッドといえば、一部の調理済みビーガン食品が大量の飽和脂肪酸や調味料（特に塩）を含むことも研究で明らかになっている。その量たるや、無害に見えるブロッコリー・バーガー一つで、塩分の一日最大許容量の三分の一を含むことも。[3]

私は数年前にビーガン生活を始めたけれども、同じ問題は調理済みの食肉代替品《だいたいひん》だけでなく、当時まだまだ開発の初期段階にあったビーガンチーズにもみられた（といえば丁寧だが、要するにその多くは食べられたものではなかった）。オランダではもともと、ビーガンチーズのほとんどは不健康なものではなく、大量の塩分を含むわけでもなかった（さいわいこの地域ではヨーロッパの食品政策が比較的厳しかった）。しかしアメリカでは多くのスーパーマーケットが、フランケンシュタインの痰《たん》でも固めたのかと思うような製品を売っていた。

これとは対照的に、世界から集まったビーガン調理師らの小集団は、カシューナッツをはじめとするナッツ類と穀物からチーズをつくる試みに着手し、熟成・醗酵の実験では従来のチーズと同じく、豆乳ヨーグルトなどに含まれる乳酸菌の働きと真菌培養を利用した。こうしたビーガンチーズは私が買い物をしたアメリカの店でも売られていて、私が食べてみたものはとてもおいしかった。健康的な成分からできていて、動物性のチーズより栄養の点でも優れている。ただし製造に手間と時間がかかるので、値段は相対的に高い。より大きな集団をなすビーガン「チーズ製造業者」らは、「チーズ製造」工程の時間短縮・費用削減に努めた。化学処理や添加物を使う方法も試したが、これではまったく健康にも美味にもならない。主成分にココナッツオイルを使ってもみたが、これは飽和脂肪酸が多い。いくつかの大企業は価格を比較的安価に抑えつつ、健康に資する成分のみを使うことができた。しかしそういうものがあるにしても、フィラデルフィアのスーパーで私が見つけたチーズもどきは、見た目がプラスチックのようで、味もそうだった。

とすると、ビーガン食品は健康的ではないのだろうか。

そういうことになる。というより、非ビーガン食品と同じくらい健康にも不健康にもなる。それはどのくらい食べるか、何を食べるか、どう調理するかによる。食べれば病気にも健康にもなる。薬にも毒にもなる。凧《たこ》のように舞い上がった気分にもなる。敵にも友にもなる。けれどもここで謎かけをしてみたい――実際のところ植物を食べる人のほうが総じて動物を食べる人よりも健康なのは、どうしてなのか。

健康なビーガンの謎

典型的な洋食からビーガン食に切り替えると、確実にいえることが二つある。第一に、肉や他の動物性食品を食べることはなくなる。第二に、周りの動物消費者たちは遅かれ早かれ、あなたが栄養不良で病気になる、あるいはことによると死んでしまうと心配する。

大学に入って数年のあいだ、私はホットドッグ、ヌテラのペーストを塗ったビスケット、ピンクケーキ、コカコーラ、カネイのワインで生きていたが、充分なビタミンやミネラルを摂っているかと周囲から尋ねられたことは一度もなかった。けれども三〇歳でビーガンになったときには健康に関する質問や善意の助言を頻繁に受けるようになった。カルシウムは充分に摂っているか。蛋白質《たんぱく》はどうか。鉄分は。ビタミンBは。念のためマルチビタミン剤も飲んだほうがよくないか。最低でも月に一度は血液検査を受けるべきではないか。職場の秘書からは「折に触れ浣腸だけはしたほうがいいですよ」と勧められた。体の「毒素と戦うのに有効」なのだそうで、そうした毒素は普通なら乳製品によって吸収されるのだと秘書は自信満々に言った。

この心配は注目に値する。大部分の研究は、ビーガンが総じて非ビーガンよりも健康だと証明しているのだから。多くの研究によれば、ビーガン食は平均して動物性食品よりも多量の繊維質、抗酸化物質、カリウム、マグネシウム、葉酸、ビタミンA・C・Eを含む。ここで参照している研究は、さまざまな国の大きなチームが長い期間をかけて行なったもので、いわゆるランダム化された対照実験の手法を用い、査読付きの学術出版物に掲載されている（ものものしい単語の羅列だが、要するにこれらの研究は広く信憑性と妥当性が認められている）。本章ではこうした「良質」な研究のみを記述の根拠として用い、どこか無計画な研究や手順がはっきりしない研究は努めて除外した。また、食肉・酪農業界の後援を受けた「健康研究」や、栄養士を自称する者による研究、さらに（あまり目立たないが）動物の権利団体やビーガン団体の所属者による研究も除外した。こうした研究はいずれも、健康とビーガニズムに関し偽りや曇りのない文章を書く点で頼りにならなかった。けれどもその手の研究をみていて、こんな提案が思い浮かんだ――もしもキャリアチェンジを考えている人がいたら、健康分野の研究者になるか、ダイエット業界で働くことを検討してはどうだろうか。この分野はやるべきことがたくさんあり、お金にもなる。

ラット対ヒト

他方、研究者らはビーガンの食事パターンが前立腺癌《がん》・乳癌・大腸癌のリスクを減らすことも認める。これは第一に、ビーガンが加工処理や保存処理を施された肉、特に赤肉をいっさい食べないことによる。世界保健機関によると、そうした肉を日常的に食べていると結腸癌のリスクが高まる。[4]

ビーガン食がいくつかの癌の発症リスクを抑える第二の理由は、癌の予防効果があると思われるものをビーガンが多量に取り込むことにある。一般にビーガンは非ビーガンよりも豆や果物や野菜を多く摂る（動物性食品を摂らない代わりに、皿の余白を何かで埋めなければならないので）。朝食で茹《ゆ》で卵を食べることも、昼食のサンドイッチとともに牛乳を飲むことも、ピザにペパロニを載せることも、ポテトに肉を混ぜることもない。ビーガンになりたての人がこうした食品をほぼ未処理・未加工の食材に置き換えれば、新しい献立は穀物・果物・野菜・豆類・ナッツ・シードの料理になる。そして研究によれば、生の果物や野菜を一日に最低七皿食べれば、数種の癌による死亡率は劇的に抑えられる。[5]

ビーガンの癌進行を遅らせ、癌になってもその死亡率を抑える第三の要因は、その食事が一般に、人を乳癌から守る大豆製品を多く含むことによる。[6]

（もしかしたら読者は、大豆が実のところ乳癌の原因になるという説をどこかで読んだことがあるかもしれない。これは根強い神話で、もともとは科学者らが、大量の大豆を与えたラットは乳癌の発症率が高まるという発見をしたことに由来する。この話は多数の新聞で報じられ、多くの人々が大豆製品を怖がるようになった。しかしのちに行なわれた研究は、人間に対する効果が逆であることを証明した。一日に二、三皿の大豆製品、例えば豆腐などを食べれば、何種類かの乳癌の発症率は抑えられる。またこれらの研究によれば、乳癌と診断された女性は、大豆製品を食べれば、食べない場合よりも生き延びられる確率が高まるという。[7] 動物実験による研究とヒトの被験者を使った研究とで結果に大きな違いが生じるのは、ラットとヒトとで大豆の代謝過程が異なることによる。もっとも、このニュースはタブロイド紙が関知するところではなかったらしい）

ビーガンにとってはさらにいい報せがある。ビーガンをベジタリアンや動物消費者と比較した研究では、ビーガンのほうが最大七五パーセント、高血圧になりにくく、最大四二パーセント、心臓病での死亡率が低い。[8] 科学者らの考えでは、これはやはりビーガンが新鮮な果物・野菜・豆類・繊維を多く食べることによる——こうした食物は健康を損なうトランス脂肪酸を含まない。加えてビーガン食は血糖値、ＬＤＬコレステロール値（動脈疾患の主要リスク要因）、総コレステロール値を抑える点でも遥かに効果的であることが多数の研究で示されている。[9] ビーガン食はいわゆる低炭水化物・高脂肪食（動物性食品と多量の脂質を摂取する代わりに炭水化物の摂取を大幅もしくは完全に控える食事法）と並んで、血糖値を低く抑え安定させる効果が絶大とされる。これは特に心臓にありがたい話で、血圧とコレステロール値と血糖値が低ければ心臓病のリスクは最大四六パーセントも減る。[10] 最後にもう一つ、ビーガンにとって喜ばしいことに、未処理・未加工のものを食べていれば、二型糖尿病にかかるリスクは肉食者に比べて五〇〜七八パーセントも低く抑えられる。

二つの大きな「しかし」

あいにく、ビーガンの人々はここから先を読む気がしなくなるかもしれない。以下、菜食の効用に関して二つの大きな「しかし」を投入するせいで、話は台無しになってしまう（興醒めで申し訳ないが、これは書かないわけにいかなかった）。

大きな「しかし」その一。これらの研究で得られた良い結果の多くは、被験者の食事だけでなく、その生活スタイルから説明できる部分もあると考えられる。これは驚きかもしれない。

右で触れた研究の多くは、ビーガン生活を送る人々の血液検査データを動物消費者やベジタリアンのそれと比較している。しかし、もしもビーガン被験者の多くが、人の健康に資すると考えられる生活習慣、例えば定期的な運動や瞑想、砂糖とアルコールの摂取抑制、あるいはまだ知られていない健康的な何かに励んでいて、非ビーガンの被験者がそれらに励んでいなかったとしたらどうだろう。そしてもしもビーガンが比較的病気になりにくい秘訣が、植物の摂取量や動物性蛋白質の回避ではなく、これらの習慣にあったとしたらどうだろう。

確かなことは分からない。ただしもう一度繰り返すと、私が取り上げた研究は科学的に信頼できるものなので、その結果は完全なナンセンスではないと考えるほうが理に適っている。けれども同時に、それらは人の健康のような複雑な現象について確かなことを言うにはあまりに限界が多い。これは科学者が良い仕事をしていないせいではなく、単に被験者の生活習慣や環境のすべてを勘案できるような包括的調査ができないことによる。そうした研究は生涯にわたるものとなるはずで、健康分野の研究者はあらゆる古い行動と新しい行動の長期影響を調べ、常に基底測定、つまり被験者がビーガンになる以前の血液データから測定を始めなければならない。しかしそれなら時計の針を戻し、研究者たちがまだ大学のひよっこに過ぎなかった頃、そして被験者たちがビスケットとハンバーグで過ごしていた頃にまで時代をさかのぼるしかない。

ビーガンの人は気を引き締めてほしい。大きな「しかし」その二は、ビタミンB_{12}欠乏症に関わる。私の周囲の人々が抱いた心配の中には、いくらか的を射たものもあったらしい。ビーガンはビタミンB_{12}欠乏症になる可能性があり、これは望ましくない。ビタミンB_{12}は私たちの細胞が代謝を行なうのに不可欠で、脳細胞を守り、炭水化物・脂肪・蛋白質をエネルギーに換えるうえで重要な役割を担う。長く欠乏症をわずらっていると、身体的な問題を抱えるだけでなく、長期的な精神衛生も乱すおそれがある。

世間の知恵によれば、B_{12}は肉や魚や乳製品のような動物性食品にしかない。したがって、ビーガンに対する一般的な健康上の助言は、サプリメントもしくはビタミンを添加した代替肉を食べてB_{12}を補いなさい、ということになる。この助言に間違いはないが、世間知は一〇〇パーセント正しいともいえない。B_{12}は特定の細菌や菌類も生成するもので、それらの菌は水源や土壌や動物の体内に生息するので、私たち自身の体にも含まれている。動物性食品を食べたくないなら、理論上は水ボトルを携えて湖を訪れ、一日分のB_{12}を摂取することもできる。一すくいの土を口にしてもいい。ただしそれを食べると、同時に取り込む多数の良からぬ細菌によっておそらく病気になる。

人体で生成されるB_{12}もあまりアテにはならない。そのB_{12}は腸の隅に隠れ、うまく吸収されないらしい。というわけで、人は外部の供給源を頼りとする。それは動物性食品の形をとることも土の形をとることもあるが、栄養士によればB_{12}は海藻や藻類のような植物性食材、あるいは醗酵食品にも含まれている。醗酵の過程では、細菌や真菌やイースト菌が、ある製品の酸度・味・匂い・見た目を変えて、それを別の製品へと変える。醱酵は例えばベルギービールの醸造でも利用され、テンペというブロック状の圧縮大豆食品（四割が蛋白質で、鉄分、カルシウム、マグネシウム、および多数のビタミンB類も含む）もこれによってつくられる。なので理論上は植物性食品から一日分のB_{12}を摂ることも可能なはずだが、現実にはこれも理論通りにはいかない。

一つ問題を挙げれば、人の消化管は海藻などの植物性食材に含まれるB_{12}を人体が利用できる活性型に変換できない。活性型のB_{12}を充分吸収するためにどれだけのものを食べなければならないのか、人の消化器系が具体的にどれだけ効率よくそれを吸収できるのかは、いまだ説得力のある形で分析されていない。

B_{12}入りビールの場合はもう一つ問題がある。瓶で二次醱酵されたビールは、醸造工程の最後に追加のイースト菌を混ぜたもので、現に多量のB_{12}を含むが、アルコールを飲むと人はさらに多くのビタミンBを使うので、これは相殺されてしまう。テンペはどうかというと、ものによる。インドネシアなどの国でつくられた昔ながらのテンペは通常多くのB_{12}を含む一方、欧米圏の工場でつくられたテンペは必ずしもこれを含んではいない。[11] 原因は後者の工場にB_{12}を産生する細菌が少ないせいと考えられる。欧米の衛生水準は人の健康に関する点でごくわずかに短所があるらしい。

そんなわけで、ベジタリアン団体、オランダ・ビーガニズム協会（NVV）、それに医師らの助言は今でも通用する——ビーガンもしくはビーガンをめざす人は、自分の体が大事なビタミン類やミネラルをちゃんと吸収できているか確かめるために血液検査を行ない、週に何度かは少量のB_{12}を食事で補おう（話すと長くなるが、補給するB_{12}が多くなると吸収される量が落ちるので、ときおり多量のB_{12}を摂取するのではなく、まめに少量を摂るのが最善ということになる）。

グリーンランドでの混乱

私は右の助言を律儀に守って二カ月ほどになる。それはB_{12}が必要だと素直に信じていたからではなく、念のため、そして周囲の人々を安心させるためだった。実際に何度か血液検査も受けたが、ビタミンB_{12}欠乏症になったことはたった一度しかない。それはグリーンランドでのフィールドワークを終えて帰国した後のことだったが、現地にいた頃の私は……肉と、魚と、動物の血を食料として生きていた。

　気候変動がグリーンランドの狩猟先住民におよぼす影響について調査をしていたとき、私はとにかく手に入るものを食べていた（健康上の理由に加え、現地の人々と距離をつくらないためということもあって、ベジタリアニズムはいったん諦めた）が、食べられるものはそう多くなかった。二〇歳になったばかりの私は一人で調査を行なった。六カ月間滞在した村は北大西洋の小島にあり、狩猟者・漁撈《ぎょろう》者の男女が八〇人ほど暮らしていた。私が借りたのは小さな木造小屋で、これは近所の人に言わせれば断熱があまり良くなく、数年間放置されていたものらしい。中は寒すぎた。季節は冬で、太陽は何カ月も昇らず、気温は常時マイナス一〇〜三〇度だった。

近隣の人々と同じく、私は滞在中、ごくわずかなものしか食べず、寒さで体が余分なエネルギーを必要とするせいもあって絶えず空腹を覚えていた。この年は不猟で、食料品棚はすぐに底をついた。ときおり鳥が仕留められ、誰かがアザラシの血のスープを振る舞ってくれることもあり、稀に鯨《くじら》の干し肉をほかの村人と分かちあう機会もあった。

月日が流れるあいだ、私は朝から深い雪を踏み分け、氷にできた穴から燃料容器へ水を移さなければならなかったが、出かける足取りは重くなる一方だった。スノーシューズをしっかり持ち上げられず、足を滑らせて顔から雪の上に倒れ込むことも多くなった。スキージャケットはもはや室内ですら温かさを保たなかった。時に木造小屋の壁に風が打ちつけ、隙間から雪が吹き込むに至って、私は否応もなく身震いした。食べもののことが頻繁に頭をよぎった。

フィールドワークを終えると、私は憔悴《しょうすい》してやせ果て、髪は抜け落ち、たびたびめまいや混乱を起こし、物覚えも悪くなった。血液検査ではビタミンB_{12}欠乏症の診断が出た。以後毎月左臀部にB_{12}を注射してくれた医師が言うには、これは動物性食品が足りなかったせいではなく、食物そのものが足りなかったせいだという話だった。

のちに私は調査を通し、多彩なものを不足なく含む食事を摂っていれば基本的に充分量のB_{12}を取り込めると学んだ。それは一部が食物中の細菌や真菌に由来し、一部は多様な食物に微量ずつ含まれるビタミンB類に由来する。この点は肉を含む食事もさることながら、ベジタリアン食や植物のみの食事でも変わらない。大事なのは充分量の食事を摂ること、多彩な食物を取り込むこと、食事の際はB_{12}がギュッと詰まっていそうなものにとりわけ意識を向けること。私の場合は、B_{12}が豊富な動物性の食物を摂っていても、全体的に食べる量自体が少なかった。

もう一つ学んだのは、B_{12}欠乏症がベジタリアンや肉食者のみならず、ビーガンにとっても珍しいという事実だった（サプリを頑として拒む菜食者でも同様）。欠乏症をきたすのは、ある種の薬を服用している人、摂食障害の人、入院している人、介護施設のお年寄り、などとなる。入院患者と高齢者はあまり食欲がない場合が多く（あるいは塩分や油脂が多い食事、ないし味気ない食事を与えられるせいで、食欲があったとしてもすぐに食べる気がなくなってしまい）、結果、摂取量が不足しやすい。したがってこうした人々のすべて、ならびに健康な菜食者にも当てはまる助言はこうなる——欠乏症はまったく望ましくないので、サプリを飲むか、B_{12}を添加したベジバーガーその他の調理済み食品を食べよう。欠乏症経験者として断言できる。

蛋白質

ビーガンが受けるあらゆる質問のうち、トップに上がるのは「じゃあ、蛋白質はどこから摂るの？」に違いない。オンラインにはこれに関し、菜食者が使い回しているグラフもある。タイトルは「蛋白質はいかにビーガンの時間を奪っているか」で、その下には円グラフとその説明がある。ピンクの部分は「蛋白質を探す時間」、赤の部分は「蛋白質を得るのがいかにたやすいかを人に説明する時間」を表す。グラフは一面、真っ赤に塗られている。

この件でビーガンがうんざりしているのはよく分かる。けれども私は、他の人々がここまで心配する理由も分かる。B_{12}と同様、蛋白質も健康のために絶対に外せない。蛋白質、ないしそれを構成するアミノ酸は、私たちの筋肉・皮膚・酵素・ホルモンの材料となり、あらゆる体組織の中で重要な役割を担う。したがって蛋白質欠乏症も大きな問題になる……食料が足りない発展途上国では。[12] もう一度念押ししよう。欧米圏では、蛋白質欠乏症は滅多にみられず、例外は年配者・病人・小食の人・偏食の人にかぎられる。ほとんどの食物にはある程度の蛋白質が含まれているので、裕福な国であれば充分な量を摂取するのに大した努力はいらない（クッキーと人参とポテトチップスだけで生きるのでもなければ）。活動的な一般人であれば、蛋白質の一日推奨摂取量は体重一キログラムあたり〇・八グラムとなる。マサチューセッツ大学ローウェル校の研究者によれば、蛋白源は動物性でも植物性でも違いはなく、どちらも健康面でまったく同じ効果を持つ。[13] ただし植物性蛋白質は動物性のものほど簡単に体に吸収されず、必須アミノ酸の点数がやや低いので、ビーガンは念のため少し余分に蛋白質を摂取したほうがいい（体重一キログラムあたり〇・九グラム）。持久力スポーツや筋力スポーツに励む人にはより多くの蛋白質が必要で、前者のアスリートは体重一キログラムあたり最低一・二〜一・四グラム、後者のアスリートは一・四〜一・八グラムが推奨量となる。

スポーツに励む人には多くの蛋白質が必要、ビーガンにも多くの蛋白質が必要ということから、スポーツに励むビーガンにはさらに多くの蛋白質が必要だと分かる。けれどもこれは一般に思われているほど難しくない。例えば私は最近、週に三、四回のエクササイズを行なっている。内容はボルダリング（筋力と持久力のスポーツ）、室内クライミング（筋力と敏捷《びんしょう》性のスポーツ）、それに週一のフィットネス（筋力のトレーニング）。体重は約五五キログラムなので、仮に私が最も熱心な体育会系ビーガンに分類されたとしても、必要な蛋白質は最大九九グラムでしかない。これはビーガン食でも難なく得られる量で、現に私は体調良好かつ丈夫で健康だと感じている。

ではその蛋白質を私は何から摂っているのか。たぶん豆類だろう。豆は蛋白質が豊富で、例えばレンズ豆一〇〇グラムの料理には一〇グラムの蛋白質が含まれる。昼食のサラダに一すくいのひよこ豆を入れれば蛋白質一二グラムが加わる。一すくいのピーナッツ（これも正確にはナッツではなく豆）を加えればさらに一三グラムが上乗せされる。トレーニングでよく汗を流した後にビーガン・プロテイン・シェイク（ほぼ豆由来）を飲めば筋肉の回復に役立つ。ただしもう一度言うと、蛋白質はほぼすべての「普通」の食材に含まれている。テンペの含有量は多く、一つにつき約二〇グラムにもなる。焼いた全粒粉パンなら約四グラム、ピタパンは九グラム、オートミール一杯も同量、黒いんげん豆は一すくいで約一五グラム、キヌアや他の穀物（ソバの実など）は一〇〇グラムにつき約九グラム、豆腐一丁は一一グラム、アーモンド一すくいは約二一グラムとなる。というわけで、食事を楽しめば、自分でも知らぬ間に#plantbeast〔菜食の野獣〕になれるに違いない。

植物に適した歯

実のところ、人間が動物性食品なしでまったく問題なく暮らせるのは当然で、もともと私たちは肉を食べる体にはできていない。これは最初期のヒト科動物に関する考古学研究から分かる。研究では歯の詳細が調べられていて、その知見は初期人類が何を食べていたかを突き止めるのに使える。例えば直立歩行するヒト科動物、サヘラントロプスの歯には、繊維質に富む堅い植物を噛んでいた痕跡がみられる。また種子やナッツも食べていたらしい。サヘラントロプスは約七〇〇万年前に生きていて、外見は人というより猿に近かった。

それから何世代を経ても、人類の祖先はやはり主として植物を食べていた。アウストラロピテクスは約三〇〇〜四〇〇〇万年前のアフリカに住んでいたヒト科動物で、現生人類に近い外見をしていたが、歯に関する研究から、現代のチンパンジーに似た食生活を送っていたと分かる。すなわち植物の葉や根、多くの果物、花、時に多少の樹皮、また折に触れ少量の昆虫がその食べものになった。遙かのちに現れた現生人類の祖先、ホモ・エレクトゥスは、澱粉《でんぷん》質の塊茎《かいけい》、根や球根、果物、野菜、種子を食べた。[14] その歯は植物を噛むのに適し、肉を骨から剥がすには適していないようにみえる。そしてこれは現在に至るまで変わっていない。鏡の前で口を開けてみれば分かる通り、私たちの歯は今でもオランウータンのような草食動物の歯に酷似している。臼歯《きゅうし》は幅があり、犬歯は短くて先が鈍い。

数週間のあいだ飲まず喰わずで、お腹を鳴らしながら自分が道を歩いていると想像してみよう（グリーンランドでのフィールドワークが大変だった、老人ホームで未熟な調理師の料理を食べさせられていたなど、理由は何でもいい）。するとそこに牛の死体が横たわっていたとする。ナイフか何か、動物の皮膚を割くための鋭い道具が手元になければ、少々困ったことになる。犬歯は丸みを帯びすぎているので頼りにならない。ネコ科その他の肉食動物のように大きくあごを開くこともできない。よしんば（爪か何かで）皮膚に穴を開けることができても、あまり食を満喫するというわけにはいかない。生肉は固く、消化が難しい。

のちの人類は草食動物の歯を持つおかげで、ではなく、それにもかかわらず、肉を食べつづけた。それができたのは武器の発見による。二五〇万年ほど前、人類はかつてナッツを砕くために使っていた石を、骨から肉を剝ぐために使いだした。時には動物の頭蓋骨を砕くためにも使ったらしい。のちに槍も使いはじめ、動物狩りは容易になった。さらに時代が経つと飛び道具が発見され、ついには人類の最も破壊的な武器と思われるものが現れた――何百万もの農用動物を食すべく、交配・支配・授精・ガス殺・電殺・屠殺する、飼い馴らしの営みが。

食を変えた進化の助け

武器の発見以前から人類がときおり肉を食べていたことは考えられる。食べられる植物が乏しく、多くの動物が歩き回る土地に移り住んだヒト集団であれば、そうしたことがあったのは間違いない。かれらは雑食動物だったと研究者らは確信する。また、基本的に植物を食べていたヒトが、時に木から落ちた小さな猿や鳥に飛びついたことは充分ありうる。ただしその食後にはひどい腹痛が訪れたに違いない。ヒトの消化管は昔も今も、猫や他の肉食動物のように短く平坦ではなく、相対的に長くてうねりがあり、果実や草木のような繊維質に富む低カロリーのものを消化するのに最適なつくりをしている。肉は多量の脂肪を含んでいるので相性が悪い。けれども進化ではどんなことが起こるか分からない。

人類が効果的な武器を次々に発明して食生活を変えはじめた時期に、その体は世代を経《へ》つつ新たな食に適応した。初期人類は果実や草木の消化に適した腸をそなえていた。また優れた虫《ちゅう》垂《すい》も持っていた。虫垂は大腸の付け根にある小さな袋で、細菌に満たされ、あらゆる植物繊維の消化を助ける。植物はとりわけ消化が一筋縄ではいかない。植物は骨を持たないが、光に向かって育つにはまっすぐ立たなければならず、そのために全身の細胞を細胞壁という固い膜組織で覆う。細胞壁のおかげで植物の細胞は積み木のように上へ上へと重なることができる。この堅い細胞壁を分解するために、植物を食べる者はそれをすりつぶす大きな臼歯と、細胞壁を壊せる細菌で満たされた長い腸を持っていなければならない。

科学ジャーナリストのマルタ・ザラスカは、私が行なったスカイプのインタビューで語った。「こうした初期人類のいずれかが今の平均的なアメリカ人と同量の肉を食べたとしたら、大腸の激しい痙攣《けいれん》に苦しんだはずです。胃が膨らんで痛みをきたすのでひどい吐き気にも悩まされたでしょう」。命を落としたとしてもおかしくない。

研究が示唆するところでは、人の体は徐々に肉食に適応することを余儀なくされた。これは人類の食事が、ほぼ植物のみから、種子やナッツ中心の段階を経て、ついには肉に富むものへと時間をかけて変化していったことによる。変遷を促した要因は武器の発明だけでなく、気候変動の時期を迎えたことにもあった。一部の地域では雨が減りはじめ、多くの果実や草木が急速に消えていった。種子やナッツはなお（豊富に）手に入ったが、これらは繊維が少なく油脂に富む。科学者らの想像通り、初期の祖先がこうしたものをよく食べるようになったのだとすれば、脂肪質のものを消化する小腸の発達が促され、繊維を消化する虫垂は縮んだことだろう。肉を処理できる消化系への道は、これによって整えられたと考えられる。

もっとも、進化はこれだけで終わらなかった。むしろここ数千年で、人類は動物性食品をなお簡単に消化できるよう、さらに急速かつ劇的な進化を遂げた。

ミルク遺伝子

近年の研究によれば、農業革命以降、人類は食生活に役立つさまざまな遺伝的変異を遂げた。今日、ある人々は糖尿病から身を守り、血糖値の制御を助ける変異遺伝子を持って生まれる。ある人々は澱粉の消化を助けるＡＭＹ１という特別な遺伝子を持って生まれる。そして北欧ではほぼすべての人が成人後も乳液中の乳糖を消化するための遺伝子を持って生まれる一方、ほかの地域に暮らす大半の人々は成人になれば乳糖への耐性をなくす。

乳糖は乳製品に含まれる糖分で、乳液に微妙な甘みを加える。乳糖を分解するにはラクターゼという酵素が必要で、これは小腸の壁でつくられる。健康な幼児は母乳を飲んで消化するのに充分なラクターゼをつくる。[15] 生後数カ月するとラクターゼの産出量は徐々に減っていき、幼児は歯を発達させて固いものを食べる段階に移り、乳を飲む必要はなくなる。これはほかの哺乳類も同じで、子牛は生後九カ月ほどすると母乳を卒業する。ところが酪農場に生まれた子牛は生後数週間で母からの離乳を強いられ、母牛の乳は人間に売られる。そして酪農が盛んな社会に人の子として生まれた者は、しばらくすると母の乳を離れて牛の乳を吸うようになる。人々は昼食で一杯の牛乳を飲み、サンドイッチには山羊《やぎ》乳のチーズを挟み、おやつには一カップのヨーグルトを食べる。

乳への嗜好が昂《こう》じた結果、オランダでは乳糖不耐性*の人がわずか五パーセントほどとなったが、南米・アフリカ・アジアでは大多数の成人がまったく乳糖耐性を持たない。例えば日本人や中国人は生後三、四年でラクターゼの能力を九割ほど失うので、大きなグラスで二杯ほど乳を飲めば胃腸の痙攣を起こしてしまう。

歴史をさかのぼれば、地球上のすべての成人は乳糖不耐性だった。七五〇〇年前まで酪農場は存在せず、交配を重ねられた動物たちが静かにたたずみ人に乳を搾らせてくれるなどということもなかった。人は乳を飲まなかったので、体はその消化を助ける特別な酵素をつくらなかった。このあたりの事情は、肉のような脂肪質のものを分解するための遺伝子がなかったのと同じだと思っていい。が、今の私たちはその遺伝子を持っている。

肉遺伝子

イェール大学を卒業し、ロックフェラー大学で博士号を取得したケイレブ・フィンチ教授は、加齢・健康・疾患の分野で名を馳せている。[16] 彼が突き止めたいのは、なぜヒトがほとんどの霊長類と比較的似通った遺伝子を持ちながら、遙かに長く生きられるのか、という問題だった。長年にわたる研究の末にフィンチが見つけた答は、アポリポ蛋白E遺伝子といって、俗にアポE遺伝子と略される。これは肉に含まれるような脂肪質の物質の運搬を助ける遺伝子で、危険な感染や炎症、高濃度のコレステロールに対処するうえでも役立つ。フィンチや他の健康研究者は、この遺伝子のおかげで人間は肉を食べられるようになったと考える。

ちょっとした進化の奇跡、と思うかもしれない。けれどもこのアポE遺伝子には小さな問題点があった。これには三つの変異体があり、各人は異なる型のアポE遺伝子、E2、E3、E4のいずれかを持って生まれる。最後のE4遺伝子は「肉適応」遺伝子と称されるもので、人類がまだ火も冷蔵庫も発見せず、しかしすでに肉を食べたがっていた時代に現れた。E4遺伝子のおかげで、私たちの祖先は生肉や腐肉を食べても絶えず下痢に悩まされることはなくなった。が、この遺伝子は加齢を速め、ヒトの寿命を縮めた。

ここで進化の巻き返しがある。数千年後、ヒトは状況に適応したE4遺伝子の改良版、E3遺伝子を持って生まれるようになった（この奇妙な番号順は、フィンチ教授から聞いた話によると、論文の掲載順序に関係しているとのことなので、あまり深読みしなくていい）。E3遺伝子は肉の消化を助けるだけでなく、寿命を伸ばすことが分かっている。

E3は世界で最も広くみられる遺伝子で、E4遺伝子を持つ人々は世界人口のわずか一三パーセントを占めるにすぎない。後者の人々は運が悪く、平均寿命が四年短いうえに、心臓病やアルツハイマー病のリスクが高い。慰めがあるとすれば、腐肉食の勝負ではほかの遺伝子変異を持つ人々に負けないということくらいだろう。

＊乳糖不耐症は乳糖を消化できない体質の人が乳製品を摂取することで引き起こす病気を指す。しかし本文で説明されているように、成人後に乳糖を消化できなくなること自体は病気ではなくむしろ自然なので、ここではその体質を乳糖不耐「症」と区別し、乳糖不耐「性」とする。

ただし、肉の消化を助ける特別な遺伝子があるからといって、人間は生存と繁栄のために肉を食べる必要があるということにはならない。同じことは乳製品にもいえる。私たちはその味を好み、数千年をかけて体もそれを消化できるようにはなったが、食べることができるのと、食べるようにできているというのは同じではない。私たちは綿飴《わたあめ》を消化することにも長《た》けているが、それを食べるようにできているわけではなく、食べる必要もない。

体に欠かせないのは必須栄養素で、ビタミンB_{12}や蛋白質や善玉の脂肪酸がそれに当たる。悪いビーガン食は大事な栄養素の欠乏症や、脂肪酸・鉄分・カルシウム・ヨウ素・亜鉛の不足を招くおそれがある。が、それは悪い肉食もしかり。必須栄養素は何らかの形で食事から摂取しなければいけない。

もしも二一世紀の現在に、あなたが遠いグリーンランドの村に暮らしているのなら、栄養素はアザラシと鯨《くじら》から摂るほかない。インドネシアに暮らしているなら、テンペと豆腐で事足りる。そして欧米圏に暮らしているなら、野菜・穀物・シード・B_{12}サプリメントの組み合わせからこれらの栄養素を得られる。

健康に長生きしたければ、私からの最大限の助言はこうなる――E3遺伝子を持って生まれたことを確認しよう。肝臓をいためる薬は飲まず、野菜・果物・ナッツ・シード・全粒穀物・その他の栄養に富むものを食べよう。定期的な運動を、できれば自然の中で行なおう。高齢者施設に入居して調理済み食品を提供される生活は避けなければいけない。そして折に触れ、

B_{12}のサプリメントか、B_{12}を添加した肉の代替品を食べよう（ただしフランケンシュタイン的すぎないものを）。これだけやればうまくいく。やらないなら……浣腸という手もなくはない。

間奏曲――屠殺場の学校見学

「みんな準備はいいですか？　全員、中に入りたいということで大丈夫ですね？」とツアーガイドが叫んだ。前でにぎわう生徒たちの声に負けじと頑張っている。「はい、では行きましょう。こちらに見えるのが、屠殺のときまで豚が閉じ込められていた檻《おり》です」。ガイドが両手で大きな金属扉を押すと、それはゆっくり開いた。奥には高い天井を臨む広々とした長方形の部屋がある。暗く、寒く、湿っぽい臭いがする。その微《かす》かな臭気を嗅《か》いで、スィーメは消毒剤かと察した。屠殺場博物館のこの一角は、上部の小窓から差し込む細い光の帯を除けば、空間を照らすものもない。部屋の中央には二メートル幅の通路が走り、その両側には鉄格子とコンクリートの仕切りでできた数百の檻が並ぶ。

スィーメとクラスメイトらは、通路を進みながら徐々に摺《す》り足になった。何人かはひそひそと話を交わし、一人は酸素マスクを口にした。スィーメはある檻の戸を開けて中に入り、ボードに乗ったまま金属のスノコ床を一周した。ここが動物たちの閉じ込められていたところ、これから訪れるものを待っていたところなのか。生後四カ月から七カ月のある時点、あるいは充分な体重に達したと動物消費者らにみなされた時点で、かれらが送られてきたところ——。[1]

ガイドは手を叩いた。「みんな、ちょっと周りに集まってもらえますか?」と明るい声で言う。

「ではこの場所について説明します」。ガイドは背の高い四〇代の女性で、長いブロンドの髪を後ろに下ろしている。スィーメは名前が気になった。自己紹介もしてもらっていない。じっと見つめないように気をつけなければ。「左手の壁に掛かっているのは断尾用の金《かな》具《ぐ》で、子豚の尾を麻酔なしで切るのに使われました。これはやや新しい二〇一七年の型になります。もう少し近づいて見ても大丈夫ですが、手には触れないでください。現存する断尾器具では最後のものの一つになりますので。ほとんどの器具は蛋白《たんぱく》質革命の後に活動家の手で、あるいは過去の仕事を思い出したくない元養豚農家の手で破壊されました」

何人かのクラスメイトは壁のほうへ近寄り、風変わりな器具を囲んだ。スィーメは移動せずとも充分見える。器具は取っ手と思しき緑色のプラスチックの部分と、とがった金属の部分、つまり刃からなる。

「ふうん」とクラスメイトのジョーンズが言う。「でも断尾はもうずっと以前から禁止されていたんじゃないですか?」

「そうです」とガイドが答える。「EUでは蛋白質革命の二五年前に禁止されました。[2] 麻酔なしの断尾が激痛を与えるとよく認知されていたからです。多くの神経終末が集まった部位を切り取る作業でしたので」

スィーメは腕時計で服の温度を上げた。にわかに寒気を感じたのは、ガイドの話のせいか、この湿った暗い空間の気温が低かったせいか。

「ですがほとんどの養豚農家は免責条項を掲げ、肉食主義の政府もそれを黙認しました」とガイドは続ける。「表向きには、子豚の尾を切ってよいのは農家がほかの方法で尾噛みを防げない場合のみと決まっていました……ほかの方法としては、例えば檻の配置を変える、豚がかじれる藁《わら》を敷くなどです。けれどもオランダでそういうことは行なわれず、豚は何千頭もの単位で狭いコンクリートの囲いに閉じ込められて、おもちゃのように刺激になるものも、一本の藁も与えられなかったので、退屈からお互いの尾を噛むことが絶えませんでした。[3]これは感染を引き起こして養豚農家に損失をおよぼします。病気になった豚の肉は売れなかったからです。したがって九九パーセントの子豚は尾を切られました」

スィーメは家族で観たホームムービーを思い出した。そこにはユリアおばあちゃんとその家で飼っていた豚が映っていた。ピッグ・ブラザー、あるいは愛着を込めてピッギーと呼ばれていたその豚は、屠殺場から救助されたのち、祖父母らの家で暮らすことになった。蛋白質革命が起こってしばらくのあいだは、ほぼすべての人々が救助された農用動物を家に迎えた。[4]なかでも豚は社交性があるという理由で愛され、人々は芸を教えることを楽しんだ。ピッギーはボールを取ってきたり、「お手」をしたり、リードをつけて飼い主とともに散歩に出かけたりすることができた。時には飼い主とともに寝て、一緒のソファにくつろぎもした。ときおりそうしたピッギーの話を聞いていると、スィーメはもう動物を家で飼えないことが残念にも思えてくる。豚や猫を伴侶にできたら楽しいだろうに、と。しかし一家のロボット犬であるミスター・チャリントンはピッギーよりも遥かに多くの芸ができるうえ、世話もほとんど必要なく、死ぬこともない（「オフ」のボタンを押さないかぎり）。

「あれは何ですか？」とクラスメイトの一人が首を反らして天井を指さした。そこには数メートルおきに小さな金属の噴射口がぶら下がっている。「ガスの噴霧器ですか？」

「いえ、あれはスプリンクラーです」とガイドが答える。「豚を殺す前にあれで水をかけて体を洗いました。豚はガスで殺されず、ガスは雄のひよこに対してのみ使われました。ひよこの処分では、喉を切ったり肉挽き機でミンチにしたりすることもありましたが。豚や牛は失神させられた後に、動物を食べる人々の手で頸動脈を切られました。もっともそれは失神がちゃんとできた場合の話で、できなかったときは意識があるまま殺されました」

　ガイドはしばらく、スィーメを越して遠くを見つめた。しばらく黙っていたが、やがて軽く目をしばたたき、かすかに頭を振る。話を再開すると、先ほどまでの明るさは遠のいたようだった。「ほかに質問がなければ次に、豚を吊るして血抜きをしたベルトコンベヤーを見に行きましょう。それから毛を取り除くために豚を浸した熱湯タンクも見られます。そこの子、後ろの赤い髪をした男の子、質問ですか？」

スィーメはボードを少し高めに設定して、クラスメイトの頭越しに自分が見えるようにした。「どれくらいが……」と、声が割れたので咳払《せきばら》いをする。「……一年のうちに殺されたんですか？」

ガイドはその質問を予想していたとばかりにうなずいた。「鶏？　それとも豚？」

「両方」とスィーメは答える。本当にそれが知りたいのか自分でもよく分からない。頬がほてり、心臓が高鳴った。

「オランダでは採卵業界が一日に三〇〇〇万羽の雄ひよこを処分していました。[5] 忘れてはなりませんが、この国はかつて世界最大の卵輸出国だったので、屠殺場には山ほど仕事がありました。これに加え、食肉業界は一日に一五〇万羽の鶏を殺していました。こちらは生後六週間から一年ほどのブロイラーと、廃用になった卵用鶏です。それから豚ですが、肉食主義全盛期、つまり二〇一八年頃のオランダでは、一年に約一六〇〇万頭の豚が殺されていました。[6] 皆さんがいるこの養豚農場では、動物を食べる人々が一日におよそ四万五〇〇〇頭の豚を殺していました。大体幼いうちに殺すことになっていて、どれだけ早く適性体重に達するかにもよりますが、普通は生後数カ月でその時期を迎えました」

ガイドはためらいも淀みもなく、すらすらと事実を説明した。この人は一日三度、学校の見学集団や企業の訪問者や旅行客を相手にこれをしなければいけないんだ、とスィーメは思った。自分にはできそうにない。ガイドは続けた。「屠殺の日は豚の年齢ではなく体重で決まりました。豚は育種の結果、短期間で増量する体になりました。二〇一三年には、屠殺を迎える豚の平均体重は九三キログラムでしたが、二〇一七年には九六キログラムになりました」[7]。ガイドはスィーメに向かって笑顔をつくる。「ここで屠殺される豚は少ないほうでした。同じ頃のアメリカでは年に一億一二〇〇万頭が殺されていましたから」

　ガイドは囲いの横にある扉を開け、生徒らを次の部屋へ案内した。今度は見違えるほど明るい。壁に沿って目線の高さに金属の足場が並び、そこから五〇センチメートルおきにコートハンガーのような器具が吊り下がっている。「これが本物の屠殺場です」とガイドは集まってきた生徒らに解説する。「工場は二つの部分からできていました。作業員がいない今となっては想像しがたいですが。昔は私たちが立っているところに、青いつなぎを着た人たちが行き交っていました。ここで豚は殺され、血を抜かれ、毛を取り除かれました。あちらのほう、部屋の奥は、白いつなぎの人だけが立ち入れた場所です。その人たちは『清浄ライン』と呼ばれる区画で働いていました。死んだ豚を肉片に切り分けていくところです」。スィーメは床を見下ろしたが、そこには汚れ一つない。けれども今日はボードに乗ってきてよかった。おかげでスニーカーがこの床に触れないで済む。

　ガイドは指で宙に円を描いた。「あの『清浄ライン』にぶら下がったフックが見えますか？あれに豚は後ろ足で吊るされて、床に血を放ちました」。ガイドが壁の赤いボタンを押すと、ベルトコンベヤーが大きな唸《うな》り声をあげて動きはじめた。スィーメは顔に向かってきそうなフックをよけるために、さっとその場を離れた。

ガイドは機械音に負けじと声を張り上げる。「察しの通り、これは屠殺場の作業員にとって重労働でした。お分かりだと思いますが、作業員の多くは時間をかけて豚の血と悲鳴に慣れていきました——無感覚になって、仕事が退屈にさえ思えてくるのです。ただしこれは精神的につらいだけでなく、肉体的にもつらい労働でした。ここでは一時間に六五〇頭の豚を殺して解体したので、業務はハイテンポでした。一〇〇キログラム近くの動物を後ろ足のところで持ち上げて喉を切るというのは、楽な作業ではありません。しかも素早さが求められたのです。ときおりミスが生じるので、手作業で殺すこともありました。そうしなければ豚は吊るされたまま、血が完全に抜けるまで暴れることになります。一サイクルの中でどれだけ豚を殺しそこなうミスがあったか、おおやけの数字は業界が秘密にしたので存在しません。しかし屠殺場で働いていた内部告発者のインタビューから、一パーセントとみても相当控えめだということは判明しています」

とすると一時間に六頭以上、とスィーメは即座に暗算した。一年なら四五〇〇頭。不意にめまいを覚えたスィーメは、壁に手を伸ばして体を支えようとしたが、すぐに気を取り戻した。ここのものには指一本触れたくない——最後のシフト後にどれだけ設備が徹底して洗浄されていようと。「この仕事はひどい低賃金でもありました。多くの作業員はポーランドやカーボベルデの出身で、長時間労働でも時給はおよそ一〇ユーロ、今の通貨でニクリプトでした」

ガイドはコンベヤーを止めた。「これでツアーはそろそろ終点ですが、屠体を浸した熱湯タンク、あるいは解体・処理室をご覧になりたい方はいますか？」。スィーメは不安げに辺りを見回したが、驚いたことにクラスメイトのほとんどは早くも出口へ向かっていた。

「いらっしゃらない。もう充分。いいでしょう、では最後に大事な質問を皆さんにします。ご家族に元畜産農家、あるいは肉屋がいるという方は？」

出口に達していた生徒らはその場に立ち止まって振り返った。誰も言葉を発しない。スィーメは息を殺して自分の立っているところから横を見つめた。二メートルも行かないところにパルションスがいる。彼の祖父母が養鶏場を所有していたことはみんな知っている。パルションスはうつむいたまま右手を挙げた。

「ありがとうございます。ではおじいちゃん、おばあちゃんが対抗運動をしていたという方は？」

スィーメが知るかぎり、対抗運動とは比較的小規模ながら力を持った頑固な動物消費者の集団が、蛋白質革命を喰い止めようと粘り強く続けてきた企てを指す。参加者の多くは食肉・酪農業界の人間で、ほかはオランダ食品・消費者製品安全局や動物性食品部門と癒着した肉食主義の政府に勤める者たちだった。かれらは長いあいだ一丸となって、肉や乳製品への課税を防ぎ、植物性食品経済への移行を妨げようと努力してきた。その結果、欧州司法裁判所は、豆乳やアーモンドミルクなどの名称は消費者を混乱させるとの理由から、これらの商品に「乳／ミルク」の名称を与えてはならないと定めた。乳製品に関係する商品名、ミルク、バター、チーズ、クリーム、ヨーグルトなどは、動物由来の製品にのみ使用が認められる。[8] 同じ規則は肉を思わせるソーセージなどの商品にも適用された。数年後、スィーメが生まれようとする頃に、裁判所はこの決定を完全に覆《くつがえ》し、以来、植物性食品はスタンダードになって、商品は製造工程で動物を殺している場合、その旨をパッケージに明記することが義務づけられた。

対抗運動は有名なビーガンが菜食による栄養不良で死亡したなど、多くのフェイクニュースも広げた。あるいはドキュメンタリーを通し、農用動物の肉を食べなければ世界的な食料不足と飢饉《ききん》が起こると警告も発した。少数の過激派集団は暴力行為も犯した。怒りに駆られたアメリカの養牛農家がナッツミルクの工場スタッフを襲撃するなどということもあった。また、マクドナルドが牛肉パテを植物性の代替《だいたい》品に変更する旨を発表し、唯一の「肉」メニューがマックコオロギだけになったことを受け、[9] 二〇二五年にテロ組織が同店のトイレに爆弾を仕掛けた事件もあった。

「祖父がそうでした」とスィーメのそばにいた女子のジョーンズが答えた。出口近くの男子も黙って手を挙げた。

「これはぜひともお伝えしておきたいことですが」とガイドはやさしく言った。「ここにいる皆さんは誰ひとり悪くありません。そして皆さんのおじいちゃん、おばあちゃんも、ある意味そうだったといえます。昔は時代が違いましたし、考え方も、知っていることも違いました。当時の人々はそれ以上のことを知りませんでした」

スィーメの周りの生徒たちは何かをささやきはじめた。

ガイドは背筋を伸ばし、やや上を向いた。

「私の祖父母であるゴルドスタイン一家は、この屠殺場を所有していましたが、蛋白質革命が始まるとみずから足を洗うことを決意しました」と真剣に語る。「しかし父のエマニュエルはそれに賛同せず、若くして対抗運動の牽引者になりました」

部屋はにわかに静寂に包まれた。スィーメは自分がボードの上でぐらついているのに気づいた。脚の力が抜けていく。この人からそんな話を聞くとは思わなかった。けれどもそれがどうということはない。ガイドは一家の者とは別の人間であるし、見た目で人を肉食者か菜食者か判断することはできない。「皆さんのような年齢の頃、私は恥ずかしく思いました」と話は続く。「けれども今では、両親やその両親が、罪深さの点では殺した豚を料理して食べていたあらゆる人々と同じだったと理解しています。それは殺すのが鶏でも牛でも山羊《やぎ》でも変わりません。お分かりいただけるでしょうか?」

「はい」とスィーメは小声で答えた。周りのクラスメイトらもうなずく。パルションスは目を拭《ぬぐ》った。

「百点満点です」とガイドは言った。「本日はお付き合いくださり、ありがとうございました。オンラインでは必要な方のために心のアフターケアを行なっております。また、大食堂では討論の時間も設けてあります。皆さんのためにマッシュルーム・ボールの野菜スープとナッツミルクをご用意させていただきました」

第七章

それが法律だ、間抜け！

食が政治的行為だとすれば、法律は信仰表明になる。人間であるとはどういうことか、動物であるとはどういうことか、痛みとは何か、苦しみとはどんな感覚か、何が公正か、何が「正しい」のか、また何がそうでないのかをめぐる、根強い信仰の表明。法典は人類が持つもう一つの聖書であり、人間を超えた神への信仰ではなく、神の座を占める人間への信仰を讃える。

本章で示すように、私たちの法律、ひいては私たちの人間性に関する信仰は、動物を利用すること、食べることのみならず、かれらを生きたまま実験にかけること、意思に反して動物園や水族館に閉じ込めること、私たちの好みに合わせて違う外見や遺伝形質にすることを、長きにわたって合法としてきた。しかしもう一つ確認する点として、人間と動物の違いに関する私たちの考え方は、近年になって大きく変わりはじめ、それが法律に反映されだすのも時間の問題となった。

とはいえ過度に喜んではいけない。伝統的に、どの信仰を法律にしてどの信仰を処罰の対象とするかは、知識ではなく権威によって決められた。法律の権威は政治家・役人・哲学者・科学者などで、かれらは黒いスーツや白い実験衣をまとう二本足の尊大な「神々」のクラブを形づくっている。人間と他の動物に関する法律を定めるのはかれらであり、その法律の根底には何世紀ものあいだ、通俗的ながら論争の余地がある信仰が横たわっていた——人間は主体、つまり意識を持った「我」であり、動物は客体、つまりモノだという信仰である。

哲学論争

この哲学思想は中世の神学者トマス・アクィナスによって語られ、のちに一八世紀のイマヌエル・カントをはじめ、影響力のある思想家たちによって唱えられてきた。アクィナスは動物が自由意思の能力を持たず、環境の奴隷であると信じた。ゆえに動物は一種の道具であり、自分のためではなく他者のために存在する。かたや人間は知性のおかげで自由意思を持ち、ゆえに動物を従える。カントの見方はこれに酷似している点で注目に値する。詳しくみると、彼は人間のみが自律的たりうると考えた。動物は自己意識も理性も持たないので、人間が好きなように利用して構わない。動物は人間の道具であるというこの思想は、キリスト教の歴史を通して主流の位置を占め、西洋文化に深く根づいている。

と同時に、この思想は絶えず批判も浴びてきた。アッシジの聖フランチェスコは、すべての生命が人間のために地球に生を享《う》けるという考え方を傲慢とみた。地球における動物の立ち位置は、人間の目的ではなく神の計画によって決まるものであり、ゆえにかれらは平等な扱いに値する、と彼は信じた。一八世紀の哲学者ルソーは、動物が感覚をそなえ、他のさまざまな点でも私たちに酷似していることから、大事に扱われるべき存在だと論じた。私たちは他の人間を酷に扱おうとはしないが、だとしたらなぜ私たちによく似た生きものにはそれをするのか、と。自説を確立して以降、ルソーはすぐに飼い犬をこき使うことをやめた。のちに彼は「優越者たる人間」が飼育動物の主《あるじ》として振る舞うことを至極おかしな考え方とみなすようになった。

動物は人間が利用してよいモノであるという信仰に異を唱えた最も有名な反対者は、法哲学者のジェレミー・ベンサム（一七四八〜一八三二）だった。彼の考えでは、他の動物のしかるべき扱いを決める尺度は論理的思考力ではなく苦しみを感じる能力でなければならない。もしも論理的思考力が生きものを大事に扱うための尺度だというなら、赤子や一種の知的障害を負う人々もみずからの思考を働かせることができないのでモノとみなされてしまう。のちの動物倫理学者であるピーター・シンガーやトム・レーガンもこの思考に則り、畜産や狩猟や動物実験は人間の必要に比して動物の苦しみを軽んじているので終わらせるべきだと論じた。

しかし哲学者たちの議論は法律の神々をほとんど揺さぶらず、動物は道具であるという古い考えは今日の法律にも反映されている。したがって動物たちは法主体ではなく、法的な権利や義務を持たない客体、物件とされる。

このことについて深く考えはじめた人のほとんどは、直感的にこうした法律がどこか間違っていると気づいて首をかしげる。まさか牛が椅子と同じなわけはないだろう。牛に座ろうとすれば逃げられるか、大きな一振りで放り投げられる。これは椅子と違って牛が命を持ち、脈打つ心臓を持ち、好きなことと嫌いなことを持ち、自由意思を持つことの裏づけにほかならない。ところが法律によれば牛は法主体ではないので、自分の背に他の者が乗ってよいかどうかを自分で決められない。それは牛の所有者が決める。同じく、牛は他の者が自分の女性器に異物を挿入して妊娠を強いる権利を持つか、幼い子牛を自分から奪う権利を持つか、人に売るために自分の乳を搾り取る権利を持つかを、自分で決められない。その意味で彼女は道具であり、人間のおかげで存在する所有物にすぎない。これはほかの農用動物、実験用動物、そしてペットにも当てはまる。

新しいボーイフレンドの睾丸

「睾丸、取っちゃいなよ」と、友人は私がプレゼントした花瓶の百合《ゆり》を整えながら迷わず言った。「もう一線は越えてるから、悪くなる一方だよ」。手作業を止めて厳しい目を私に向ける。「手術が嫌ならテストステロンを抑える薬をあげるとか。べつに問題ないから。気づいたときにはおとなしくなってるよ」

私はこの友人に新しいボーイフレンドのことを話したのだった。二年前、晴れわたるギリシャの島へ仕事で訪れた折に彼と出会った私は、大人の女からクスクス笑う心暖かな少女へと変わってしまった。その二週間後、オランダへ帰国した私は空港へ彼を迎えに行った。アムステルダムのアパートで迎えた初夜は、お互い緊張して一睡もできず、翌日は有頂天《うちょうてん》の私が近所のお気に入りスポットへ彼を案内した。大好きな公園、気晴らしにうってつけの砂浜、家族のもと、友人のもと。私の生活。これからは長い執筆の一日を終えて帰宅したとき、仕事の旅から時差ボケを抱えて帰国したときには、いつでも彼が待っている。

けれども実際はそうならなかった。わが家に来て数週間後、彼は初めて私を無視した。インタビューを終えて帰ってきたとき、彼は私のほうを見上げるでも見向くでもなしに、背を向けて窓辺にたたずみ、家の前を通り過ぎるほかの女の子たちを見つめていた。数日後には黙っていられなくなって、息を荒げたり、甲高い声を上げたり、哀れそうに呻《うめ》いたりしはじめた。通りがかった女の子が魅力的だったり、少しでもこちらを見たりしようものなら、彼は私の話など聞かなくなってしまう（私が大声を張り上げても）。そんな状態が続くなか、散歩の折に二度、彼が見知らぬ女性に走り寄って飛びかかり、私が摑んで引き離すという事件があった。私は何人かの知り合いに助言を求めたが、返ってくる意見は同じだった——お宅の犬は思春期で、盛りのついた雌犬を見たらもう制御がきかなくなるから、早いところ去勢をしたほうがいい、と。

知人らの助言は広く行き渡った考え方にもとづいている。ペットが飼い主の思い通りに行動しないなら、こちらの望みに適合させなくてはならない。ペットは財産で、飼い主の望みは命令だ、と。これはしばしば善意を伴う。例えば犬の飼い主は、発情した思春期の飼い犬が、向かいを歩く別嬪《べっぴん》のダックスフンドに惹かれて、混み合う道路へ飛び出すのを防ぎたく思う。車にひかれるよりは去勢のほうがいいだろう、ということで。しかしペットを本来よりもおとなしくさせたいという人の願望には、どこかおかしなところがあるように思える。なぜ私たちは、野生の狼を祖先に持つ犬を自分の家に住まわせたいと考えながら、犬に犬として振る舞わないことを求めるのか。それればかりでなく、私たちは動物を「野生的」ではなく愛らしい外見にしたいとも考える。

私たちはすでにそれを成し遂げた。

DIYの飼い馴らし

チャールズ・ダーウィンは飼い馴らされた動物のすべてに共通の特徴がみられると書き記した。そうした動物たちは皆、祖先らよりもいくらか小柄で、脳や歯も小さい。耳は垂れ、尻尾は曲がり、毛皮には白斑《はくはん》が表れる。また、外見は成熟してかなりの期間が過ぎても若々しい。今日のペットの愛らしい姿も、数世紀にわたる飼い馴らしのプロセスの結果にほかならない。豚、犬、羊、兎など、数多くの野生動物が、より一層友好的になるよう、人間によって選択的に育種され交配されてきた。結果、かれらは知能が鈍って依存的になり、見た目は小さく、ふわふわで、抱きしめたくなるような姿へと変わった。

二〇一四年、世界には野生の狼がわずか二〇万頭ほどしか残っていなかった一方、飼い馴らされた犬は四億匹以上もいた。ライオンは四万匹だったが家猫は六億匹を数えた。二〇一八年には地上に暮らす哺乳類の最低六〇パーセントが農用動物で、そのほとんどは人間が食用その他の目的で育種した牛と豚が占めた。「野生」動物、つまり人間に飼い馴らされていない陸生動物はわずか四パーセントにすぎなかった。鶏や他の家禽《かきん》は世界の鳥の七〇パーセントを占めるに至ったので、[1] 人間が育種・利用・摂食しない鳥はわずか三〇パーセントにすぎない。野生動物は日に日に少数派と化しつつあり、均質化しゆく一群の飼い馴らされた動物たちが地上を覆い尽くそうとしている。

　そして動物を飼い馴らすのは驚くほどたやすいことでもある。そのプロセスは想像よりも遙かに速く進む。それを証明したのが動物学者・遺伝学者のドミトリー・ベリヤエフ教授と、その研究助手リュドミラ・トルートで、二人は攻撃的な野生種の動物を一〇年以内に従順で依存的なペットへと変えることに成功した。[2] 研究で使われたのはギンギツネで、この動物は攻撃行動と噛み癖で悪名高いため、人間は特殊な安全グローブを装着しなければ近寄れない。

　ベリヤエフ教授は作業を研究助手に任せたいと考えた。そこで毎日、リュドミラはギンギツネの群れを閉じ込めた檻にグローブを着けた手を差し込み、反応を観察した。これ以外に狐たちとの接触はいっさい認められていなかった。こうすることで、研究者は新たに表れた行動が学習した技ではなく交配によるものと確信できる。リュドミラは観察と記録を続け、手に対して攻撃的に反応した狐をチェックして取り除き、おとなしく反応した狐だけを選んでそれ以降の繁殖に用いた。

　四世代のうちに狐は彼女を見て尾を振りはじめた。二、三年後には名前に反応し、注意を引こうと吠えたり遠吠えをしたりするようになった。この狐たちはリュドミラやその同僚の手を舐《な》め、人間とも他の狐ともしきりに遊びたがった。研究者らが知るかぎり、野生のギンギツネは幼少期のあいだしか遊び行動をみせず、生後一カ月半にして戯《たわむ》れをやめ、攻撃性を強める。

しかしこの実験で生まれた狐たちは生涯遊びを好んだ。変化は行動だけでなく容姿にも表れた。世代を経るごとに耳は垂れ下がり、鼻は縮み、手足も短くなった。尾は曲がり、毛並みはさまざまな色を呈して、雌雄が似通いはじめ、雌の性的成熟は早まった。外見は愛らしく、行動は依存的になった。研究者らが友好性というただ一つの特徴だけをもとに選別を続けた結果だった。

一九九九年、完全に飼い馴らされた依存的で品行方正な一〇〇頭のギンギツネが生まれた。このギンギツネ2・0は、素晴らしく美しいとされる毛皮目的で人間に利用された。二〇一五年、中国は世界最大のギンギツネ毛皮生産国となり、一〇〇〇万枚の毛皮を生産した。かたやヨーロッパ毛皮獣ブリーダー協会によれば、同年のヨーロッパで生産されたギンギツネの毛皮は二〇〇万枚だった。[3]

犬の飼い馴らしには遙かに長い時間がかかったものの、結果は同様だった。二〇一五年、オレゴン州立大学の研究者らは飼い馴らしが犬の行動に与えた影響を確かめようとして、狼と野良犬と飼い犬を使った実験を行なった。[4]動物たちの前には肉を隠した逆さのバケツが置かれる。狼は一〇頭のうち八頭が難なく肉を見つけた。野良犬の大半は肉を見つけられず、飼い犬は一〇頭のうち九頭が肉を探そうとせずにただ座って付き添いの飼い主を見つめていた。

経済的損害

近年になって人々の動物観は大きく変わり、それに伴って法律も遅々としてではあるが変わりはじめた。数年前まで、牛や他の動物たちは法律の中で文字通り財産とみなされていた。飼い主から独立した価値を宿す固有の自我をそなえた意識的存在、ではない。法律は動物を「物件」と位置づけていて、その意図は車の場合と同じく、所有者を経済的損害から守ることにあった。

法律によれば、所有者Aの車を別の人物Bが許可なく使ってはならない。それは窃盗になる。また、車を所有者以外の者が傷つけることも許されない。それは第三者による損傷と呼ばれる。車が会社のもので、運転する社員だけでなく会社にとっても価値がある場合、当の社員は会社が損害を負わないよう、車の手入れをする義務がある、と法律で定められているだろう。けれども車自体は権利も義務も持たない――車はどこまでも物件でしかない。

動物に関する法律も同じ論理に則る。牛に権利はないが、所有者以外の者が牛を傷つける行為は、牛を所有する農家に経済的損害をおよぼすので許されない。また、養牛農家は法律で牛の「福祉」といわれるものに気を配る義務があり、そこには飼育環境や移送に関する事柄も含まれる。こうした法律は経済システムの中で牛を可能なかぎり生産的にするために設けられる。私たちの言語・政治・法律の枠組みでは、牛は人間に利用される物件でしかない。

しかし二〇一三年以降、法律に多少の変更が加えられた。オランダの新たな「動物法」は、有名無実ではあるが、机上では動物の地位を変えた。同法の第一・三条によれば、動物は感覚(gevoel)を宿す存在であるため、その心身と福祉を損なう行為は許されない。また、第二・一条によれば、動物に痛みや傷を負わせ、その健康や福祉を侵害することは認められない。変更は民法にもおよんだ。新たな第三・二条aは、動物が物件ではないと述べる。これは大々的な変化に思える。具体的にはこれによって、牛の頭に弾丸を撃ち込むこと、鶏のくちばしを切り落とすこと、子豚の尾を焼き切ること、健康な雄のひよこをガスで殺すこと、実験室のラットに針を刺すこと、サーカスの舞台で象に絵を描かせること、犬の去勢を行なうこと、シャチを水族館に閉じ込めること、繊細な馬の背で乗馬の素人が跳ねるのを放っておくことは、不可とされなければならない。

が、こうしたことはすべて今も行なわれている。

すべて合法。

なぜというに、法律は実のところ、「妥当な目的」がないかぎり動物に痛みを負わせたりその福祉を損なったりしてはならない、と述べているからである。動物は近年、オランダとヨーロッパの法律で感覚を持つ存在とは認められたかもしれないが、主体の扱いではないため、権利は与えられていない。そしてオランダ民法の第三・二条aには動物が「物件」ではないと記されているが、これには追加の規則が設けられた。いわく「物件に関する条項は動物にも適用され、これは成文法および不文法の規則にもとづく制約・義務・法理、ならびに公序良俗と公衆道徳に準じる」。

いま何と？

さる法学者が私に噛み砕いて説明してくれたところによれば、要するに「この修正条項は、私たちの法体系において動物がいまだ人間にとって有用であるかぎり物件とみなされるということを述べている」のだとか。[5]

なるほど、してみれば動物の「内在的価値」が法律に織り込まれたところで、この法学者やその同僚らがそこにほとんど実用的な効果を見て取らないのも合点がいく。「これにはいくつかの判例があります」と彼女は補足した。「離婚訴訟や所有権回復の中でときおり問題になる。けれどもそれがよりよい動物保護につながることはまずありませんし、構造的な改善とはいえません。動物に権利はないんです[*]」

牛は自分の背に人が乗ることや人工授精をされることが妥当な目的かを決められる立場にない。したがって牛に対する行ないが妥当か否かは所有者が決める。農用動物の扱いが妥当か否かは畜産農家と消費者が決める。薬剤その他の試験でほかの代替法ではなく動物を利用することが妥当か否かは科学者が決める。

この「妥当」という言葉はこれでもかというほど頻繁に姿を現す印象がある。

妥当な法律

オランダ中央統計局によると、二〇一七年には国内の屠殺場で六億二七五一万一八〇〇頭の農用動物が殺された。つまり月に五二〇〇万頭、週に一三〇〇万頭、一日に二〇〇万頭、そして（一日を二四時間という意味にとるなら）一時間に七万八〇〇〇頭以上となる。

妥当。

同じ年にオランダ食品・消費者製品安全局が公表した報告書によると、毎年オランダの家禽農場では一〇〇〇万羽の鶏が屠殺前に命を落としている。一〇〇〇万羽は移送中に息絶え、一五〇〇万羽は羽の骨折に苦しみ、充分な餌や水は与えられず、五羽に一羽は脚の潰瘍《かいよう》で疼痛《とうつう》を負う。さらに同報告書いわく、九九・九パーセントの屠殺場では日常的に杜撰《ずさん》な屠殺が行なわれる。鶏は正しく電殺されず、結果、生きたまま喉を切られる。

妥当。

ヨーロッパの動物園では毎年およそ三〇〇〇～五〇〇〇匹の健康な動物が「余剰」とみなされて殺される。

＊例えばペットの扱いなどをめぐって離婚のような民事事件が起こったとしても、法廷が動物自身の保護や地位向上を念頭に判断を下したためしはない。よって動物法の改正は実質を伴っていない、というのがこの法学者の分析である。

妥当。

二一世紀の今日でも、無数に立ち並ぶ動物園や水族館で、動物たちは通常狭すぎる空間に囲われる。ある有名な研究によれば、一般的な動物園がライオンや虎に与える空間は自然界の約一万八〇〇〇分の一、ホッキョクグマのそれは一〇〇万分の一に過ぎない。そのせいで動物園の動物たち、例えばアフリカゾウやシャチやライオンは、自然界に残る仲間よりも遥かに若くして死ぬ。

妥当。

二〇一六年に実施された動物実験は、オランダ一国だけで四四万九八七四件にのぼった。動物種別に実験数をみると、これはマウスとラット二七万一五六七匹、鶏五万二二三七羽、ほかの鳥七万二三八〇羽、魚二万八四七六尾、豚一万一二九頭、牛四〇七三頭、犬六五六頭、羊四三八頭、馬とロバ一四六頭、アカゲザル七〇頭、カニクイザル三四頭、マーモセット一六頭、猫八九匹、ハムスター一四四三匹、モルモット三一四八匹、兎八五七九匹、フェレット二四九匹、および他の動物数百匹となる。[6]

同年、アメリカでは八二万八一二件の動物実験が行なわれた。[7] しかもこれは研究施設に囚われて実験に使われなかった一三万七四四四匹の動物、実験に使われた無数の魚とラットとマウスを含まない。なぜならアメリカの法律では、こうした動物は「福祉」保護の対象外で、動物実験の統計には含まれないから。アメリカ農務省（ＵＳＤＡ）とその動植物検疫局（ＡＰＨＩＳ）

の試算によれば、すべての種を合わせるとアメリカの動物実験で使われた脊椎動物は合計一二〇〇〇万〜二七〇〇〇万匹にのぼる。

妥当。

オランダの動物実験産業に関するある報告書は注釈で述べる。「被験動物は複数の研究で使われることがある。したがって実際の被験動物の数は動物実験の実施数よりも少ない」。また「統計によれば三五万七六八九件（八八・七パーセント）の動物実験では、実験の過程で動物が殺処理された、もしくは死亡したものとみられる。四万五六八一件（一一・三パーセント）の実験では実験終了後に動物が生きていた[8]」。

妥当？

白衣をまとった神なる人間

人間は法律と世界を統《す》べる。私たちは動物が私たちのために存在すると考え、かれらを檻《おり》の中、鉄格子の奥、電気柵の囲い、あるいは水槽に閉じ込め、動物性蛋白質《たんぱく》の需要を満たそうと次々にかれらを生み出し、私たちの好みに合わせてかれらをつくり変え、用済みになったと思った時点で葬り去る。

二〇一八年に、多くの科学者チームは、少ない飼料で早く育つ豚や鶏、あるいは生産的なホルスタイン種のように大きな乳房を発達させ、なおかつ肉用牛のように早く成長する理想の牛を開発することに努めていた。巨万の富を生む牛は、私が知るかぎり、まだつくられていない。けれどもこれらの実験は何百もの自然流産や畸形児《きけいじ》の出産を引き起こした。私がこの本を書いている最中、別の研究チームは遺伝子改変によって血中のストレス濃度が低く保たれる豚を開発しようとしていた。[9] 動物たちのストレス濃度はここ数十年で大きく上昇した。原因は私たちが農用動物の成長・移送・屠殺を加速させる「効率的」方法を発達させたことにある。白い実験衣をまとった神なる人々は、これによる動物たちの血中ストレスホルモンの上昇が、豚にとってのみならず、市場にとっても悩みの種であると気づいた。ストレスによって肉は硬くなり、消費者の好みに合わなくなる。

読者はこれに関し、巨額の研究費とたくさんの優れた頭脳が集まって、誰でも分かる解決策を見出したと思うだろう――豚なりほかの動物なりが、ある種の畜産・移送・屠殺システムによってストレスを抱えるなら、そのシステムを何らかの形で変えなければならない、と。しかしこの科学者たちが学術的な提案として掲げた解決策は、それではなかった。かれらによれば、変えなければならないのは動物たちのほうだった。

では硬い肉の問題に対し、科学者たちはどんな解決策を思いついたか。かれらが開発したのはＤＮＡテストだった。養豚農家はこれによって、ストレスを抱えすぎた（つまり肉が硬い）豚を繁殖から外すことができる。テスト費用は二〇ユーロで、テストの受注サイトによれば、ストレスを抱えた豚は「とりわけ大きな経済的損失につながり」かねないため、農家はこの投資によって相応の見返りを約束されるという。

硬い牛肉に関してはもう一つの、極めて独創的な解決策が科学者らによって考案された。いわゆるクレート子牛、つまり子牛を生後すぐに母から引き離し、体とほぼ同じ大きさの檻に囲うという手法がそれにあたる。子牛は以後、屠殺のとき(普通は約四カ月後)までこの檻で生活する。歩くこと、遊ぶこと、さらには動くことも許されない。こうして筋肉が柔らかく保たれると、それだけ子牛肉は汁気が多く嚙みやすくなる。

神なる人間はこれを妥当と考えた。

機械

私たちが何を妥当と考えるかは動物観による。動物は人間よりも痛みや苦しみを感じにくいと信じるか。また、動物は自然の位階で人間よりも低いところを占めるという説を信じるか――つまり、動物は人間のためにつくられたもの、ビットコインや蒸気機関よろしく私たちが発明・創造したに等しいものだという説を信じるか。

一七世紀フランスの哲学者・数学者だったルネ・デカルトは、動物は機械だと論じた。動物は思考も感覚も持たないロボットで、身に起こることに対し自動的に反応しているに過ぎない。ただし動物は有用な道具であり、生体解剖(生きた動物を切り開く試み)に最適で、科学者はこれを行ない、体内で起こる興味深い現象を観察することができる。ナイフで体を切られれば動物はもがいたり叫んだりするが、デカルトによればそれは動物が恐怖や苦痛を感じている証拠にならない。やかんも中の水が沸けば音を鳴らすが、だからといって感覚がそなわっているわけではない。

デカルトの同時代人だったロバート・フックも同じ意見だったらしい。彼は一七世紀の最も有名な科学者の一人にして、王立学会の主要メンバーでもあった。ある日、彼は呼吸をしている生きものの体内がどうなっているのかを知りたいと思い、その目的からある雨の日の午後、生きた犬を実験台に縛りつけて胸を切り開いた。肋骨はノコギリで取り除き、喉には管を押し込み、一時間にわたって至近距離から犬を観察しつつ、上下する胸郭《きょうかく》の動きや、自分を凝視する大きく見開いた目、膨張と収縮を繰り返す肺に魅せられた。フックは愉快な気持ちでこの実験を行なったわけではなく、同僚に宛てた手紙で、あのように犬を苦しめたのは恐ろしいことだったと語っているが、それでも彼は当の実験を必要悪とみなし、ひいてはそれが自分に許されたことだと考えた。そして現にその通りだった。法律は彼の味方で、[10] それから数世紀のあいだ、そのままだった。

実験用動物

一九五〇年まで、オランダでは研究で利用された動物の種類、利用の目的、利用時の扱いが記録されてこなかった。動物実験法が施行されたのは一九七七年のこと。同法は動物実験委員会の許可証なしに動物実験を行なってはならないと定めた。もはや生きた動物を解剖することは許されない。けれどもほかの形で動物を害し殺すことは今でも認められている。動物の苦しみよりも実験の「必要性」が勝る、と委員会が判断するだけでいい。

オランダの動物実験は、人体の機能や心身の状態を調べる目的で行なわれるものがほとんどを占める。商業的な薬剤研究や動物の健康状態に関する研究はこれより少なく、その大半は農用動物が売れる肉を蓄えるよう、ストレスと病気を抑える目的で実施される。

動物実験の最中、科学者は被験動物が研究対象の病気にかかったことを確認して、さまざまな治療法を試験する。そのために例えば、遺伝子操作によって特定の病気を抱えた動物を誕生させる、妊娠中の動物に手を加えて病気の子を産ませる、健康な動物に病気を植えつける、外科的処置で動物の臓器や骨を壊す、皮膚にやけどを負わせる、電気ショックを浴びせて鬱《うつ》やトラウマや不安障害を引き起こす、食事や水や睡眠や社交の機会を奪う、などのことが行なわれる。

動物実験の代替法

もっとも、すべての研究者がこれに加担したいわけではない。二〇一九年にオランダでは、小さな研究者集団が動物実験を伴う研究の代替法《だいたい》を開発することに着手した。その実験室には生きたヒト組織を入れたトレーが並び、研究者らはそれがのちの実験で使えるよう正しく成長しているかを詳しく観察する。他の研究者たちは試験材料として使える高度なコンピュータ技術を開発している。かれらはこうした代替法の可能性に強い期待を寄せ、野心をたくましくしている――めざすはオランダを「動物不使用の実験へ向けた革新の最前線」とすること。

この分野で研究を進める科学者たちの動機には、動物がかわいそうだからという気持ちもある。例えば博士課程に在籍するビクトリア・ド・リーウは、神経科学の学位研究で、生きたマウスの血液をパラフィンに入れ換えるよう求められて戦慄を覚え、以降の研究は動物実験の代替法開発に捧げようと決意した。しかし最も大きな理由は、動物実験の多くが実のところ人間に関係する成果を何も生んでいないと思われることにある。

動物の組織は投与された物質に対し、ヒト組織と異なる反応を示すことが珍しくない。のみならず、動物は同じような状況でも人間とは違う行動をとることが多い。したがって多数の研究が動物実験の無益さを証明している。ラットを使った乳癌《がん》研究（第六章）を思い出してみよう。大豆はラットの乳癌発症リスクを高めるようにみえるが、人間の発症リスクはむしろ大豆によって抑えられる。これはヒトとラットのホルモン調節にみられる大きな違いによって説明がつく。

こうした大きな違いは次々に発見されている。二〇一一年、ラドバウド大学ナイメーヘン医療センター、ユトレヒト大学病院、ならびにオランダ心臓研究所は、動物を使った医学実験の大部分が、病人に対する有効な治療に結びついていないと結論した。新しい薬や治療法の開発に向けた実験の実に八五パーセントは、被験動物に対する良好な効果が確認されていながら、人間に対しては何の効果もなかった。[11] 加えて動物実験の多くは適切な運用がなされておらず、被験動物のマウスや兎や霊長類は、死ぬ必要がないところで命を落としていた。アメリカの科学者チームも同じ結論に達している。

伝統

近年研究者に発行された数十の許可証に目を通していると、動物実験を伴う研究で得をするのは誰なのかという疑問が湧いてきた。例えば許可申請No.２０１８６０８６は、ヒトの統合失調症を研究する目的で、まず三七四四匹のマウスを使って病状を再現し、投薬の後に行動テストを実施したいと述べる。研究ではマウスたちに注射針を刺すのに加え、水を怖がるかれらを（深い）水に入れるなど、「負の刺激」を経験させる。申請を行なった研究者によれば、この実験はマウスに「中度の不快感」を与えるが、ヒトの統合失調症の働きに関し「極めて重要」な知見をもたらすという。申請は認められ、研究終了後にはすべてのマウスが殺された。

別の申請は男女の肥満に関する研究のもので、その実験では一万二一六七匹のマウスに外科的処置と注射、および「エネルギーバランスの乱れを引き起こす処置」を施す。ある獣医の説明によると、これは要するに、強制給餌や極寒の環境によって動物に過度のエネルギーを消費させ、その回復手段を与えないことで効果的に飢餓状態をつくりだす方法だという。申請は認められ、研究が行なわれてその最中と終了後にすべての動物が殺された。

こうした研究が「必要」だというのだろうか。動物実験がヒトに関係する有益な成果をもたらしていないと指摘する多くの資料を読むかぎり、これは極めて疑わしく思える。動物実験を伴う研究は必要悪である場合にのみ実施してよい、と法律で定められてはいても、その「必要性」が往々にしてあやしいというのであれば、何ならよいのか。もちろん、人の生命を救ったこと、あるいは人間生活を大いに改善したことが異論の余地なく証明され、それゆえに擁護され、かつほかの方法では絶対に置き換えられなかった動物実験のみだろう。その通り、と新たな動物実験代替法の開発者たちは言う。しかしかれらは動物実験という伝統的な研究方法に固執する同業者の大集団を相手に、長い闘いを強いられてきた。

このため、動物が感覚をそなえ苦しみを感じられることは何世紀も前から知られていたにもかかわらず、激痛を伴う眼刺激性試験（刺激や有害作用を持つと思われる物質を生きた兎の目に入れ、効果を観察する試験）は二〇一三年まで続けられた。今日では食肉産業の廃棄物である死んだ鶏の目が使われる。それで何が分かったか。鶏の目はヒトのそれと多くの共通点があり、兎の目はそうではなかった。つまり後で振り返ってみれば、二〇一三年まで行なわれていた膨大な兎の実験はほぼ不必要だったのであり、その実験結果は人間にとって何の関係もなかった。ビクトリア・ド・リーウは、動物不使用の実験に関するみずからの研究についてインタビューを受けた際、マウスその他の被験動物を使う実験はいずれも、近い将来、同じく不必要だったと判断されるだろうと語った。「マウスも人間とはまったく違います。それならヒト細胞によるモデルを使ったほうが遙かに有益です」

私はかつて、研究の一環で霊長類の実験を行なわなければならない人物と話をしたことがある。彼女は動物実験に対する近年の否定的な論評に心労を覚えていた。それは分からなくもない。過去数年間に私がインタビューした動物実験反対者のうち、特に断固たる姿勢の人々でも、実験室の動物たちは、巨大畜舎で育って数カ月後か数年後には人間に食べられる豚や牛や鶏よりはだいぶマシだろうと認める。動物実験は、少なくともタテマエとしては、動物不使用の代替法がないとき、研究の必要性が証明されたとき、申請を提出したときにのみ実施される。畜産にこうした条件はなく、扱われる動物の数は遙かに多い。しかも乳製品や食肉の代替品は遙か昔から存在する。

人間、この独特な動物

二一世紀の今日では、動物が機械で痛みを感じないという古い考えに囚われていた点で、デカルトが間違っていたことははっきり認められている——と読者は思うかもしれないが、そうともいえない。動物は痛みを感じられるか、感じられるとしたら具体的にどう感じるのか、それは人間の痛みと共通点があるのか、といった問題をめぐっては、いまだに科学者のあいだで多くの議論がある。あるいは、動物実験に関する某パンフレットの言葉を借りると、「痛みは動物にそなわっているると認めるのが難しい概念です。私たちは動物に痛みを感じるかと尋ねることができないからです」。

なるほど、それはもちろんできないが、私なら簡単にこう答える——猫の尻尾を踏んでどうなるかを見てから、もう一度自分の疑問を振り返れ、と。詳しく答えるならこうなる——この問題に取り組んだもろもろの信頼できる研究によれば、中枢神経系が十全に発達した動物は感覚意識を持つと考えられる。少なくともすべての脊椎動物、すなわち哺乳類・魚類・爬虫類・両生類・鳥類はこれに該当する。かれらが人間と同じように痛みを経験することは分かっていて、脳は同じ反応を示す。したがって尻尾を踏まれた猫の叫びは古びたやかんの音とは違い、むしろ足の小指をぶつけた人の叫びに等しい。人間と同じく、動物は鎮痛剤を投与されれば痛みの刺激に対する反応が抑えられ、予想外の刺激を受ければ大きな反応を示す。蟹《かに》やかたつむりやショウジョウバエなど、特に体の小さな動物たちも、しばらくのあいだは経験した痛みを記憶し、可能なかぎりそれを避けることが知られている。

研究によれば、動物たちはさらに肉体的な痛みを感じるだけでなく、痛みの一種とみなせる精神的な苦しみ、すなわち抑鬱《よくうつ》・孤独・過度のストレス・恐怖なども経験する。大規模養豚場の観察からは、一部の豚がやがて光や音への反応を失い、食欲をなくすことも判明した。この豚たちは虚《うつ》ろで無気力になった様子をみせ、その行動は独房に監禁された人物や重度の鬱病を抱えた人物のそれにも重なる。別の研究はイギリスの動物園の動物福祉を調べ、半数以上の象が深刻なストレスの徴候を示していることを明らかにした。また、ライオンは半日近くのあいだ囲いに沿って行きつ戻りつを繰り返していたが、これもストレスを示す一種の神経症行動に数えられる。

鵞鳥《がちょう》から伴侶を引き離せばストレスホルモンは激増する。新しい伴侶を与えても無駄で、元の伴侶が戻らないかぎり鵞鳥はおとなしくならない。牛は高度に社会的な動物で、他の牛と交流しながら強い感情をあらわにする。群れの中では一頭の牛が二頭から四頭の親友をつくり、ほとんどの時間をその牛たちと過ごして、友情を示す意図から肌を綺麗に舐《な》める。親友を引き離されると脳のストレス値が急上昇し、牛は親友を探しつづけて呼び声を上げる。他のあらゆる身体的仕草も、生物学者によれば、友がいなくなった悲しみをはっきり伝える。また、牛は他のメンバーを嫌いもする。例えば仲違《たが》いをした二頭は、その怒りを数カ月、あるいは数年も引きずり、互いに近づくまいとする。

シャチは一生を家族や小集団の仲間と過ごすことで知られている。水族館で客のために芸をさせるなどの目的で、シャチの子を母から引き離せば、パニックに陥った人間と同じような身体症状や神経症状が表れる。

一部の科学者はこうした話に対抗して、なるほど動物はストレスや痛みを感じているが、かれらはその痛みについて人間のように思考することができないので、人間ほど苦しんではいないと論じる。けれども、私は爪先を何かにぶつけた人がどれだけその痛みについて思考するのか知らないが、自分であれば、そんなときは普通、傷ついた爪先を持って痛い痛いと跳ねたり、うぎゃあと大声を上げたりする。ほかの研究者も私の味方とみえ、人の痛みは「大した思考力を要する反応」ではないと明らかにしている。

人間と動物は、痛みやストレスを経験でき、それを避けようとする点で共通するだけでなく、他の根本的な欲求も同じくする。例えば監禁されたくないという欲求、同種の仲間と集団生活する欲求（人・猿・豚・兎・鶏などの群生動物の場合）、種特有の行動をとる欲求（豚が藁《わら》をかじることを好み、牛が自由に動けることを好むなど）、わが子を育てて危険から守る欲求など。動物であろうと他の人間であろうと、こうした原始的な欲求は高度な知性や自己意識とは関係なく、より根源的なものに関係していると分かっている。だからこそ私は誰かに危害を加えられそうになったら恐怖を覚える。それは古い本能が何とかして身を守れと私に告げるからで、この点は豚や犬でも変わらない。また、乳飲み子を奪われた牛がパニックになって孤独感を覚えるのも同じで、彼女らは群れで暮らし子を養うように進化してきた以上、当然そうなる。そこに知能指数や人間言語はいらない。これは感じるものなのだから。

人類の支配

動物は痛みやストレスの感じ方だけでなく、他のさまざまな面でも人間に似通っている。私たちはみずからを動物王国の主や支配者と位置づけるが、実際の私たちは動物とほとんど変わるところがなく、科学者に言わせればここに論争の余地はない――人間も動物、以上。ところがまさにそれが論争になっている。一九世紀にチャールズ・ダーウィンが進化の理論によって、人間と動物をきっぱり分けることはできないと証明して以降、ひどく長ったらしく薄汚い議論が続いている。

このとき以来、大勢の科学者が人間の支配の座を取り戻そうと努めてきた。まず、かれらはデカルトよろしく動物が感覚を持たないと論じつづけた。次にかれらは、動物がみずからの思考について考えられない（専門用語でいえばメタ認知を持たない）と論じた。次は、動物もメタ認知を持つかもしれないが、道徳的思考は持つまいと論じた。次は、動物は未来や過去について考えられないと論じた。自由意思がない、言語がない、知性がない、深い感情（後悔や罪悪感や羞恥心）がないと論じた。動物は道具が使えない、時間の概念を持たない、自己意識を持たない、自分を認識することができないと論じた。

こうした議論は再三にわたり、動物研究者によって説得力のある形で誤りと証明されてきた。人間は確かに特別な地位にあり、それは生物学者も発達心理学者も再三にわたり示してきた通りだが、その地位は動物王国の上ではなく中に位置する。私たちが特別な才能を持った動物なのは間違いないが、そうした才能ならすべての動物が持っている。人間は動物だが動物は人間ではない。あらゆる種の動物がおのおの独自の環境で生き残れるように進化を遂げた。多くの動物は私たちよりも視覚・嗅覚・遊泳能力・走力・持久力・筋力・低温や高温への耐久力・社交性・その他が優れている。かれらは私たちと違い、こうした能力を洗練させなければ生き残れない。そしてもともと人間固有と思われていた特徴の実質すべては、今や動物王国にもみられることが判明している。

自己認識は人間のほか、大型類人猿、イルカ、象、豚、かささぎ、からす、さらには蟻にすらそなわっていることが確認されてきた。人の子はこの認識を二歳前後で発達させる。犬は飼い主や他の者になつくが、これは近年の研究によれば、犬が人の子に似た自己や環境の概念を持つことの証拠にほかならない。共感、すなわち他者の身になって考える能力も、猿やイルカやラットなど、さまざまな哺乳類に見て取れる。共感能力のおかげで、互いを見知らぬラットたちは、たとえ痛みを負うとしても相手のために危険を冒すことや報酬を見送ることができる（興味深い事実として、ラットを使う行動学研究ではしばしばチョコレートが報酬に使われるが、これはラットが人間と同じく大の甘党だからである）。かれらの共感能力を示す別の実験では、ケージに閉じ込めたラットのそばに別のラットを置き、ケージのラットを自由にする方法と、おいしいチョコレートにありつく方法を学ばせる。かれらはまずケージのラットを助け、それからチョコレートへ向かった。半数のラットは助けたラットとチョコレートを分け合いまでした。

ラットにまつわる少し面白くない事実は、かれらが実験で最も広く使われる動物だということ。薬物代謝と毒物学の教授で、動物実験代替法を開発する科学者の一人であるヘニー・フローテウスによれば、その理由の一つは、人々がラットを愛らしいと感じないことにある。犬はラットに比べて知性や友好性が勝るわけではないが、「抱きしめたくなる要素が遙かに充実している」のだという。

猿、鳥、魚、タコなど、あらゆる種類の動物は道具を使う。猿は時間の概念を持ち、後の時間や後の日の計画を立てることができる。おいしい朝食を取り合う場合は早起きし、数時間後に別の場所で行なう作業に使えそうな石を集めもする。象、鯨類、烏は死者を悼《いた》み、時間をかけて弔《とむら》いの儀式を行なう。

一定度の知性、時に驚くほど高い知性が、一部の動物には明瞭にみられ、イカにもそなわっている。言語もしかり。もちろん、動物たちは人間と同じように互いと話し合うわけではないが、自分たち独自の言語、ないし少なくとも私たちが理解できない言語を持っている。ゴリラは独自の手話で自分の過去について語ることができ、プレーリードッグやイカは本格的な文法を用いるらしく、コウモリは互いの噂話《うわさばなし》を好む。かれらが人間を理解できないことは、人間がかれらを理解できないのと同様、それだけで私たちの「知性」が別格である証拠にはならない。単にかれらと私たちは違うというだけなのだから。別の国の出身者がその国の言葉で話しているからといって、あいつらは我々よりバカだ、とは決めつけないだろう。

数世紀にわたって助長されてきた人間の優越性に関する幻想のすべては、今や崩れ去ろうとしているかにみえるが、なおも私たちがほかの動物種に勝る部分はたくさんあり、生きた動物をつくり出すこと、根絶やしにすることがその例に挙げられる。

考えてみよう。進化などちゃんちゃらおかしい！ 私たち人間の技は神にも劣らない。神は二人の人間と動物たちであふれる楽園をつくったが、私たちは何十億もの農用動物とペットをつくった。

加えて私たちは攻撃性でも大変な高得点を記録している。なるほど自然は残酷で野生動物は相争うが、武器や技術や実験室を発明し、他種の動物を捕獲・拷問・利用・殺害する汚い方法の数々を編み出したのは人間しかいない。過去四五億年にこの星に生まれたあらゆる野生哺乳類のうち、残された種は六分の一にすぎない。ほかは人類の登場以降に死に絶えた。同じような大量絶滅は現在、海でも起こっている。二〇一七年には、人間が海のすべてを自分たちのものと決めつける以前に存在していたあらゆる海洋動物のうち、哺乳類は五分の一に減ってしまった。絶滅した海生・陸生哺乳類のうち、半分は本書執筆に先立つ過去五〇年で姿を消した。アメリカの高名な研究者であるポール・ファルコウスキーは、これを人類の「唯一的特徴」と呼ぶ。それはほかの種を組織的に絶滅へと追いやる能力。人類に加点しよう。

セシリア、法廷に立つ

スティーブン・ワイズはアメリカの弁護士で、彼が率いる団体ノンヒューマン・ライツ・プロジェクトは、人権を動物にまで拡張することをめざす。それは動物があらゆる面で人間と対等だという思想でも、動物が人間と同じ権利を持つべきだという思想でもなく、弁護士は最低でも人間からひどい扱いを受けている動物の味方でなければならないという信念にもとづく。ただし権利の拡張は、動物が法主体ではなく道具とみられているうちは通らない。

そこでワイズは、建物や会社が法人格として法的保護を与えられているのと同じように、特定の動物は特定の状況で法人格として保護されるべきだという点を判事に認めさせようと試みる。法人格としての保護は河川や森林にも適用されうるもので、すでに南米やニュージーランド、インドでは、破壊をもくろむ人間から自然を守るためにこれが用いられている。[12]

ワイズがこの活動を始めて以来、法人格の地位を得たのは一頭の大型類人猿、セシリアと名づけられたチンパンジーにかぎられる。セシリアはアルゼンチンの動物園でコンクリートの囲いに暮らし、ろくな世話もされていなかったが、今の彼女は特別なサンクチュアリに暮らし、ワイズのウェブサイトによれば元気にしているという。彼の同僚はインドでイルカに「人ならぬ人格」の地位を与えることに成功した。[13] 現在、ワイズのチームはアメリカに暮らす一頭の象を対象に、これを成し遂げようとしている。

ワイズとその仲間が起こした他の数十件におよぶ訴訟はいずれも却下され、一部の判事はあえて訴えを認めようとすらしなかった。しかしワイズは楽観している。「我々の企ては革命的です」と彼は二〇一八年の秋、電話で私に語った。「我々は今、法律を根本から変えようとしているのです。判事はまだ冒険をしたがりませんが、我々は転換点に差しかかっています。セシリアが地位を獲得した訴訟は、今ではほかの判事が参照すべき資料として使えます。彼女はアメリカで権利を獲得した最初の動物ですが、最後の動物ではありません」

というわけで、ワイズその他の活動家は具体的な効果を生んでいて、それは裁判所を遙かに超える範囲に影響している感がある。二〇〇五年に、デトロイトの某動物園は世界に先立ち、象を飼わない動物園になった。二〇一五年、インドの判事は「鳥は空を飛ぶ基本権を有する」との理由で、鳥商人に対し、檻に囲った約五〇〇羽の鳥を放つよう命じた。二〇一八年、インドの最高裁判所は新しい家禽《かきん》農場が鶏その他を狭い檻に閉じ込めることを禁じた。[14] 二〇一九年には中国の海洋テーマパーク、長風海洋世界が、今後は「倫理的な配慮から」鯨類を飼わないと宣言し、二頭のシロイルカをアイスランド南岸のサンクチュアリに引き渡した。[15]

著書や記事で、ワイズは動物をめぐる現在の遅々とした法改正の歩みを、奴隷制の関連法が変わっていった過去の時代になぞらえる。「当時の人々もそんなことは不可能だと言いました」と彼は説明する。「経済システムが破綻する、人々や会社が倒産する、ということが言われました。まったく同じことが今、動物の権利に関して聞かれます。ですが動物が最終的に権利を獲得することは必然です」。難しい課題といえばその通りだが、ワイズにとってはそんなにややこしい話ではない。「動物たちは判事が理解できる言葉で話すことができません。私たちが代わりに声を上げなければ、誰が声を上げるのでしょう?」

動物たちは確かに人の言葉を話せない。少なくとも今はまだ。

近寄らないで

二〇一八年、アマゾン社は動物の考えを読み取るための装置を開発している最中だった。一〇年以内にはこれを販売したいそうで、その旨はすでにオンラインカタログで発表している。[16]

犬の頭にこの装置を付けると、考えていることを音声で聞ける。「頭をなでて。うん、いい感じ。やめないでよ！ なでなでは？ あ、ご飯か！ 冷蔵庫に行った！ えぇっ、違う、ご飯じゃないの？ もーう、ほら見て、芸をしたよ、だからご飯！」。これは愉快に思える。けれども同じ装置を乳用牛に付けると、おそらくこんな言葉を聞くだろう。「近寄らないで。そこに触らないで。あぁ痛い！ あっちへ行って。ちょっと！ 私の子をどこへ連れて行くの？」。これはそんなに愉快とはいえない。

農用動物や実験用動物の経験を人語に翻訳する方法が見つかったとしたら、こうした言葉以外が聞かれるとは思えない。ほかに何が期待できるだろう？ 檻の子牛が、わざわざ動き回らなくてよいことを喜び、日々農家の讃美歌を口ずさんでいるさまだろうか。あるいは移送中に信じがたいほどのストレスを負う豚たちが、トラックの奥で合唱するさまだろうか。

私たちはとうの昔から、自分たちが動物を苦しめる決定を下していると知っていた――ただそれを口に出して言わず、不意に誰かが話題にしても聞こうとしなかったにすぎない。技術の力によって嫌でも聞かざるを得なくなるまでは。

何十億もの動物たちが日々、法律の歯止めがないせいで苦痛と恐怖を負わされていることを顧みると、難しい思考実験の可能性が浮かんでくる――私たちはどんな生き方、食べ方をすれば、他種の命を搾取せず、絶滅させないでいられるのか。この思考実験が難しいのは、現在の経済システム全体を批判的に捉え直すことを求められるからでもあるが、何より、私たち自身を別の視点から見つめなければならないからでもある。人間はどんな存在で、人間以外の動物はどんな存在なのか。動物の権利とはどんなもので、人間の権利とはどう異なるのか。そしてそれらもろもろの法律は、人間が人道的に振る舞うことをやめて久しい時代に、おのおのとの兼ね合いでどんな意味を持つのか。

サイボーグとの出会い

これらは途方もない大問題に感じられ、ゆえに少し恐ろしくもある。けれどもそれをまったく考えず、人間には権利があって他の動物にはないという現行の法体系を維持しつづけることのほうが遙かに恐ろしい。私たちは他の動物種よりも優れているのだから支配者になってよい、というのが法律であるなら、他の存在が私たちを劣等とみた場合、そちらが支配者になってよいということになる。

そうした他の存在はすでに私たちの中に紛れている。一九九八年、イギリスのサイバネティクス研究者ケビン・ワーウィック教授は、腕に無線チップを埋め込み、本人いわく世界初のサイボーグになった。サイボーグとは人間と機械の物理的な混成体を指す。この手術を行なって以降、ワーウィックは指を鳴らすだけでオフィスの電気をつけられるようになった。ドアは遠くから彼のＩＤを読み取って自動的に開く。地球の反対側に置かれたロボットアームを操作することも可能で、彼の思考はアームの指を動かす。ワーウィックは一時、妻の脳に自分の体をコントロールさせることさえ行なった（妻もサイボーグにされている）。

ワーウィック夫妻は、私たちが人間の開発したロボットやコンピュータシステムに追い抜かれていつか支配される前に、さらに大勢の人々が「アップグレード」をすべきだ、それも早いうちにそうすべきだと考えている。ニューヨークのアーティスト、ニール・ハービソンはその助言にしたがった。彼はアイボーグというカラーセンサーの一種を目の前に装着する。これは色を音に換える装置で、私たちには不可能な、色を聞くということを可能にする。パスポートの申請時に彼はアイボーグを着けたまま写真を撮ることを許可された。これはサイボーグの権利承認だとハービソンは考えた。

人間であるということが何を意味するかは、常に変わりつづける。そして法律もそれに伴って変わる。今日では色黒な肌の人々が人間と認められているが、過去は違った。今日では女性が権利を有する人間であると法的に認められているが、ほんの数世代前にはこれも違った。オランダでは男性器を持って生まれながら自分を男性とも女性とも感じない人々が、今や第三の性を自認できるが、これは二〇一六年以前には法的に不可能だった。河川や熱帯雨林は比較的最近になって内在的価値を有する物件と認められ、破壊を企てる者から守られる権利を与えられた。

将来、サイボーグは人間の権利を得て、動物は人外の権利を得るだろう。それらの権利がどんなものになるか、どれだけ早く法律に反映されるかは、そのときに私たちが歴史の行く末を委《ゆだ》ねている権威次第となる。どんな研究が必要か、どんな苦しみが「妥当」か、他存在の苦しみがどこまで私たちの利益に勝るかは、この権威らが決める。目下、法律の変化は基本的に遅々とした歩みではあるが、私たちの行動は一日で変わることもある――そしてそれに伴って世界も変わる。次章では、少数の人々が行動を起こしさえすれば、世界的な気候災害が土壇場で回避できることを確認しよう。

第八章

溶けゆく氷、壊れる堤防

ゴム草履《ぞうり》に泥がくっついた。爪先は泥とゴミで真っ黒になっている。壁にもたれると、まだ日が差していた余熱で温かかった。首を伸ばすと壁の頂上が見える。頭上およそ五〇センチメートル。そのすぐ向こうにはジャワ海が広がっている。壁は私がフィールドワークを行なうインドネシアのスラム街を海から隔てていた。ここを訪れるたびに私は壁の上にのぼる。一方は、足のすぐ先に海がある。少し爪先を伸ばせば水に触れることもできる。もう一方は、二メートル少し下に大きなスラム街が拓《ひら》けている。漁師のムハンマドは、二人の幼い息子と愛する妻の一家でそこに暮らす。奥さんは私が訪れると、好物なのを知っていつも空芯菜の料理をつくってくれる。家は一家の者がみずから建てた。その向こうにはさらに家々が立ち並び、さらにスラムが広がり、さらに子どもたちや大人たちの姿が見える。私から見ると、壁はこの人々を洪水から守るという大それた使命に比して薄すぎる気がした。私は両足を揃えて上に立つことができる。「そいつは崩れかかってるよ」とムハンマドが言う。「前に海が荒れたときは、堤防の一部が壊れて凄い勢いの水が流れ込んだものだから家が壊れたんだ」。家族は全員無事だったが、ムハンマドの妻は転んで腕を折り、一家が所有していたものはすべて流された。

私たちはこういうところに暮らすことになる。水害専門家は二〇一四年、一〇〇〇万人以上が暮らすインドネシアの首都ジャカルタが、気候変動の影響で水没する最初の都市群の一つになるだろうと警告した。私は気候変動が世界の最貧層の人々におよぼす影響を調べる研究で、ここに一年滞在したが、そのときに間借りした家は木と泥とトタンでできていて、特に貧しく洪水に弱い川沿いの地区に位置していた。水道はなく、料理や洗濯に使う水は自分で井戸から汲み上げるしかない。たまに電気が使えるが、それは一時かぎり。川の水位が高まると発電機が止まって不意に辺りは真っ暗になる。

ひどく汚れた川水が生活空間に流れ込んできて、屋根に避難しなければならないことは茶飯事だった。道は冠水し、青年らはゴムボートで地域を回りつつ家に残された老人や病人を救助する。私にとって洪水は神経が磨《す》り減る経験だったが、長くここに暮らす人々にとっては今になって始まったことではない。町で最も家賃が安い地域はいずれも川や海の近くにあり、そこは年に何度も水没する。そのせいで住民は病気になり、とぼしい財産を水に浚《さら》われた後はさらに貧しくなる――大事にしていたソファ、子どもの学生服、マットの下に貯め込んでいた学費、店舗、備蓄米、鶏。洪水が過ぎると、手ずから建てた家には細菌だらけ、汚物だらけの汚泥《おでい》の山しか残らない。どれだけ家や道路を綺麗にしても、洪水の後は必ず人々が病気になり、命を落とし、子どもたちは異様な症状に悩まされる――下痢、湿疹、呼吸困難、激しい頭痛、悪心《おしん》……人々はお金がなくて病院に行けないので、それが何の病なのか、さらには何が命を奪っているのかを知らない。もちろん疑っているものはある。ジャカルタの工場群が町の河川に化学物質を投棄していること、あるいは大勢の住民が公共の水路にゴミを捨てていること(この町にはしっかり機能するゴミ収集システムがない)に何らかの原因があるのだろう、と。

私の滞在地から一時間ほどのところにあるジャカルタ沿岸地域に、ムハンマドの一家は暮らす。そのほか数十の漁師家族とも私はまみえることになった。滞在地の近所の人々と同じく、かれらも洪水に見舞われていて、しかもこの地域の洪水は激しさを増す一方だった。洪水が過ぎるたびに堤防を直して嵩上《かさあ》げすべく、やせた工夫らがやってきて、安い報酬のために重労働をする。裸の胴は汗に光り、歯が抜けた痕《あと》はタバコが通るほどの隙間になっている。男たちは壊れたブロックを引いて新しいセメントの上に積み上げていく。その後、住民らに別れを告げて言う。「とりあえずこれで大丈夫だ。じゃあまた！」

そしてその「また」が訪れるまでに長くはかからない。私の滞在中にジャカルタの人々を脅かしていた現象は、やがてオランダ人ほか、世界の低地に暮らす何百万もの人々をも脅かすことになる。過去四〇年のあいだに海水温が上昇しはじめたことで、海水の体積は膨張しつつある。結果、水位は冠氷《かんぴょう》の溶解に比例した速度を超えて急速に上昇し、それが世界各地で洪水の起こる可能性を高めている。一九〇〇年から二〇一〇年のあいだに海水位は一九センチメートル上昇したが、気候変動に関する政府間パネル（ＩＰＣＣ）は二一〇〇年までにさらに四五〜七五センチメートルの上昇があるだろうと予想する。ただしこの見積もりは控えめな数値となっている。著名な気候科学者のジェームズ・ハンセンとその同僚らは二〇一五年、海水位は今世紀の終わりまでに「数メートル」上昇するとの予想を示した。[1] ＮＡＳＡの研究者によれば、温室効果ガスの排出は少なくとも三メートルの海水位上昇を引き起こす。しかし、科学者たちはギリギリになって気候危機を防げるかもしれない解決策を示したにもかかわらず、そのメッセージはほとんどの消費者に伝わっていない。そしてそれは長いあいだ、私にも伝わっていなかった。

見落とされたメッセージ

そう、分かっている。

ありえない。

ちょっと単純化しすぎているように思える。

いくらなんでも大袈裟。

数年前、食が気候におよぼす影響についての報告書を読みはじめたとき、私の頭をよぎったのはそんな考えだった。目に入る数字はあまりに驚きを覚えるものだったので、調査を始めて数週間は正直なところ、これはアメリカの某大統領がいうところのフェイクニュースだろうと考えた。

私は報告書を机に置いた。

もう一度手に取った。

また机に戻した。

そしてこれを執筆した科学者にEメールを送った。「初めてメールを差し上げます」と私は切り出した。「これはもしや誤植でしょうか。あるいは読者が要点を理解しやすいよう単純化したということでしょうか。あるいは私が何か見落としをしていて、単に書かれていることを理解できていないのでしょうか」。書かれていることは間違いではなく、私のデータ解釈は完全に正しかった。そこで私は、これが全部ハッタリなのではないかと疑いはじめた。「中立な科学者」を装った活動家が、ある政治目標を推し進めるために、故意に誇張を行なって読者や政策立案者を脅している、ということなのではないか。

そうはみえない。もしそうなら、世界各地の膨大な活動家たちがあちこちの大学に勤め、ともに何らかの秘密目標へ向けて作業を進めていることになってしまう。報告書のメッセージはどれも同じような内容だった。それは四つのカテゴリーに大別できる。

一、気候変動は自然で普通の現象だが、今のそれは違う

気候変動は二一世紀の私たちにとってトレンドの話題だが、地球の歴史では珍しくない。寒冷期と温暖期は、熱を吸収する大気中の温室効果ガスの量、そして地表から出ていく太陽光が温室効果ガスによって再び地表に跳ね返される規模が変わることで訪れる。時期の交代はおよそ一〇万年ごとに起こり、これまでは自然の成りゆきでそうなっていた。というより、ほかの要因がなかった——人類はほとんどの気候変動に立ち会わなかったのだから。しかし、気候変動は普通の現象でも、近年のそれは進む速さが違う。最後の氷河期が過ぎて以降、つまりここ一万年以上のあいだ、地球の気温は比較的安定していたが、一八八〇年から今日までに摂氏〇・

八五度の上昇があった。大気中のCO_2濃度は一八五〇年から二〇一八年のあいだに四〇パーセント上昇した。こんな速さは例がない。

二、気候変動は事実だが、気候災害は選択による

気温上昇は大気中のCO_2の増加に比例する。ＩＰＣＣの科学者らによると、大気中の温室効果ガスが二一〇〇年に四五〇ｐｐｍ（CO_2換算）で安定していれば、地球の温暖化は二度以下に抑えられる。二〇一八年の濃度は四〇〇ｐｐｍだったが、この場合、海水位は一〇〇年で一メートル上昇する。一部の地域にとっては問題になるが、世界の崩壊にはならない。ただし、私たちが抜本的に行動を変えないかぎり、濃度を四五〇ｐｐｍ以下にとどめておくことはできなくなる。

二〇五〇年には地球人口が約九〇億人に達する見通しで、その全員が今日の欧米人と同じような食事と生活をするとしたら、私たちは正式に破綻を迎える。ほぼすべての科学者は、そうなればさらに凄まじい自然災害が起こり、何百万人もの気候難民・負傷者・死亡者が生じ、飢餓・脱水・旱魃《かんばつ》・飢饉《ききん》・貧困・武力紛争が深刻化するだろうとの見解で一致している。その損害と荒廃は二〇世紀前半の世界大戦と経済恐慌によるそれに匹敵しうる。市街の暑さは耐えがたくなり、依拠するモデルによっては、ロンドンやニューヨークやアムステルダムなどは水没する。地球課題財団と人類の未来研究所の研究者らによれば、五パーセントの確率でこうした

激変は不可逆となる。つまり、それが一連の問題を引き起こし、もはや修正もきかなくなり、究極的には人類の滅亡へ至るという。

三、今日の気候変動の大部分は食肉・酪農産業によって引き起こされている

この急速な温室効果ガスの増加は、三つの原因を背景に持つ——一八世紀末に始まった産業革命、一八六七年に発明された燃焼機関と大規模な化石燃料の燃焼、そして工場式畜産の台頭。二一世紀に入り、食肉・酪農産業は最も深刻な環境破壊要因になった。その内訳は、過放牧による主だった草原地帯の浸食、進行する淡水の枯渇と汚染、生物多様性の喪失、農地拡大に伴う森林伐採となる。二〇一九年、農地は地表の三五パーセント近くを占め、その四分の三は動物飼育と飼料栽培を合わせた畜産業に割かれた。大規模な伐採も行なわれ、裸になった土地には大豆・トウモロコシ・その他の飼料作物が植えられる。二〇一八年には一六〇〇万ヘクタールの森が切り払われた（面積にしてサウスカロライナ州の約二倍）。この森林伐採は樹木が固定していた大量のCO_2を大気中に放った。畜産業に伴うこの温室効果ガス排出は、車や飛行機の総排出量よりも大きく、繊維産業の影響にも勝る。

四、気候変動と闘う最も効果的な戦略はビーガンになることである

二〇一七年、一八四カ国から集まった一五〇〇名の科学者グループが、人々にビーガンにな

ろうと呼びかけた。最悪の気候災害シナリオを防ぐため、個人にできることが一つあるとすれば、これをおいてない——可能なかぎり肉と乳製品を避けること。以上。新しいものを買い控える、飛行機の利用を減らすなど、大きな効果を持つほかの努力は、これよりランクが落ちる。

古き良き日

こうしたことが書かれている。報告書に次ぐ報告書に。けれども、私たちにできることがある、そしてそれはいま着手しなければならない、という考えはまだ世間に伝わっていないらしい。たくさんの抱負を立てる元旦から、ではなく、あと五年したら子どもたちが巣立ってようやく新しいレシピに挑戦する余裕ができるからそのときに、でもなく、ビーガンチーズがかのおいしいオールド・アムステルダム〔オランダ原産の牛乳チーズ〕とまったく同じ味を再現し、一口のマスタードを塗って赤ワインを片手に楽しめるようになったら、でもない。今日からである。さもなければ私たちが知っている世界は間もなく消えてしまう。

さもなければ私たち一人ひとりはやがて、トラウマを抱えた八人の気候難民と自宅のエアマットを共有しなければならなくなる（難民は膨大な数にのぼり、どこかには移り住まなければならないのだから）。私たちが暮らす町は灼熱になり、各人はこの気候難民の人々を助けるのに加え、一日に最低三度、燃料タンクに水を貯めて近所の老人たちのもとを回り、その生命維持に努めることを余儀なくされる。そうしたあれやこれやのせいでおそらく夫婦喧嘩も増え、見苦しい離婚も急増する。気候難民への攻撃も激増し、かれらは経済危機の元凶としてますます——しかも公然と――非難されるようになる。この新参者たちに医療保険金の返済代わりに海をさえぎる壁の建造を無賃の強制労働で行なわせようと提案する政治家が現れる事態も考えられなくはない。そのときになって私たちは、気候災害がすでに決まった結末ではなく、まだ選択肢にとどまっていた古き良き日を思い出すのだろう。

科学者たちのメッセージの核心は、長いあいだ私にも、私の友人にも、家族にも、大半のジャーナリストにも、私の同僚である大半の研究者にも、大半の政治家にも伝わらなかった。そう、確かに気候変動で何かが起こっている。いつか訪れてみたいと思っていた遠い地で。それは間違いなく知っていた。それについては何度も読んだり聞いたりするので、またも洪水で避難するバングラデシュやインドネシアの人々の写真を目にしたら、ため息とともに新聞を閉じもした。地球が温まれば北欧の湿っぽい灰色の秋がいい気候になるだろうなどと悪い冗談を口にすることもあった。「気候変動? 上等じゃないか!」と私たちは叫んだ。「あったかい気候になってもやっていけるって!」と。けれども私たちは、自分たちがつくり上げた食料生産システムが気候変動を加速させる最大の元凶であること、植物ベースの食事によって将来の気候変動が破滅的になる事態を防げることを、長らく認識してこなかった。

ヘッドライト効果

ここで、人々が食生活を変えなければならないのは「世界が終わってしまう」からだ、と考えるのはよそう。当然ながら、世界はまったく困らない。私たちがすぐにまったく違う生活へ舵《かじ》を切らなかったとしても、死に絶えるのは地球の住民であって地球そのものではない。『人類が消えた世界』という本を紐解くと、打ち捨てられた家屋の壁を雑草が這い上がり、窪みという窪み、隙間という隙間を覆い尽くすさまが甘美な筆致で描かれている——著者〔アラン・ワイズマン〕はこの現象を世界に散見される捨てられた土地、例えば武力紛争の末に捨てられた村などで観察したらしい。そうした土地では雑草が支配の座を握り、家々は崩れ、動物たちはそこを塒《ねぐら》にし、切り払われた森は元通りになり、空気は綺麗になる。私はこの本の前半には惹きつけられたが、その後は飽きてしまった。二〇〇ページで話は分かった——同書が取り上げるいずれの放棄地でも、人間は惜しまれていない。私たちは生存のために自然を必要とするが、自然は私たちを必要としない。

私たちはそもそも植物がつくる酸素と作物を植える土地がなければ生きていけない。ほとんどの人は、だから地球が健全であってほしいと願うのだろう。それは健全な環境が私たち自身や私たちの子孫の生存に欠かせないから。私たちは頭でそれを理解し、心の奥底でもそう感じている。自然の中にいると人の鼓動が落ち着くということは多くの研究で示されている。人はただ森や砂浜や綺麗な花の絵を見るだけでも心がやわらぐ。というわけで私たちは地球をより持続可能な形で扱うことに最善を尽くさなければならないのだが、新聞やテレビで触れる気候変動関連の恐ろしいメッセージは人々を麻痺させる効果がある。目にする情報はそう簡単に受け入れられない。答を見つけるにはあまりに果てしなく、あまりに大きく、あまりに入り組んでいる。言い換えれば、光が強すぎて私たちは視界を奪われ、もはやどこへ逃げればよいか分からなくなってぎゅっと目を閉じ、立ちすくんだまま迫り来るものを待つことしかできなくなる――高速道路でヘッドライトに照らされ、立ちすくむ鹿のように。

科学的見解の不一致

私たちが気候科学者の助言を無視するもう一つの要因は、気候災害を防ぐためにどれだけ動物製品の生産を減らすべきかをめぐり、専門家たちがいまだ論争を続けていることにある。一方は肉や乳製品の消費を完全にやめるべきだと論じ、他方は今後もほんの少しであれば肉やバター、チーズ、卵を食べつづけて構わないと論じる。そして私たちは専門家が最終的にもう少し明瞭で一貫した結論に至り、できればそれを専門的な科学の学位がない人間でも分かる言葉で説明してくれるのを待っている。

端的にいうと、そんなものはない。

食肉・酪農産業がケタ外れの環境負荷をもたらしているという点について科学者の見解が割

れているからではない——その事実はもはや否定できない。混乱はむしろ、この産業による環境影響のどこを重視するかが識者によって違うことから起こる。ある者は排出量に目を向ける一方、他の者は土地利用を最小化する方法を探ったほうが有意義だと考える。一部の科学者は、土地利用を最小化したければ多様な農業システムで少数の農用動物を飼い、人々が利用できない廃棄物を動物に食べさせて肉や堆肥に変える方式が一番だと論じる。植物のみの農業システムよりも、小さな動物集団を囲った循環システムのほうが多くの土地を節約できるという。

しかし他の科学者らは、廃棄物をすべて処理する必要はないと指摘する——それはバイオ燃料や堆肥をつくるのに利用できるだろう、と。また、比較的小規模な畜産も大きな環境問題を生む。反芻《はんすう》動物は「作物残渣《ざんさ》」や専用の飼料作物を与えられてもやはりメタンを放出するので、温室効果ガス排出の点では何も変わらない。豚や鶏の飼養・移送・屠殺もすべて温室効果ガスの排出につながる。

これに加え、動物は蛋白《たんぱく》源としてははなはだ非効率だという確固たる事実もある。その非効率さはコンセントに挿さった壊れたアダプターにも劣らない。

壊れたアダプター

このたとえを理解するには、まず蛋白質について知る必要がある。蛋白質はアミノ酸の鎖で、ビーズのネックレスを想像すると分かりやすい。アミノ酸には二〇ほどの種類があり、蛋白質の形状と構造はどのアミノ酸がどんな並びで「連なっている」かで決まる。人間も他の動物も、自分ですべてのアミノ酸をつくることはできない。いくつかのアミノ酸は食物から取り込む必要がある。それは自力でアミノ酸をつくれる緑の植物でも、穀物や豆類のような他の植物性蛋白源でもいい。が、その植物性蛋白源を食べる動物であってもいい。動物はアミノ酸を蛋白質に変え、人はそれを肉・乳・卵から摂取できる。

したがって農用動物は一種のアダプターの役割を担う――休暇で訪れた国のコンセントが二つ穴ではなく三つ穴だったときに使うようなそれを考えてみよう。機材に電気を与えたければ、コンセントに特殊なアダプターを挿し込む。これ自体はうまく考えられた仕組みだが、食べものの場合はアダプターの性能が良くない。動物は食べたもののすべてを蛋白質に変えるわけではない。かれらは食べたものを成長・呼吸・運動のために使い、体にはその余りが蓄えられるにすぎない。

私がおいしいオムレツをつくるために、たくさんの穀物を鶏に与え、その鶏が卵を産むまで待ったとしよう。この飼養から産卵までの期間、つまり穀物が鶏を経て卵に変わるまでの期間に、食物消化の過程で蛋白質の約四割が失われる。それなら穀物そのものを食べたほうが遥かに効率がいい。穀物を食べればすべての蛋白質を直接吸収できるのだから。もっとも、鶏は他の農用動物に比べれば効率的な蛋白質アダプターといえる。牛の場合、食べた蛋白質の九六パーセントは同じ過程で失われる。

人々が回りくどい形で消費しているのは蛋白質だけではなく、オメガ3のような脂肪酸もしかりで、そのほとんどは海洋動物に由来する。例えば保健当局は魚類、特に魚油がオメガ3脂肪酸を含むということで、日常的な消費を勧めている。オメガ3が私たちの健康に良いのは間違いない。この脂肪酸は抗炎症作用を持ち、さまざまな脳機能のためにも不可欠で、数種の癌《がん》や抑鬱、関節炎、リウマチ、認知症の予防にも効く。ただし、魚はみずからのオメガ3をつくらない。かれらの体内にそれがあるのは海藻を食べるからで、海藻こそがオメガ3をつくっている。それなら私たちは直接海藻を食べたほうがいい。

蛋白質は動物製品にしか含まれない、という誤った説は長く信じられてきた。おまけに人々の多くは、実際に必要な量よりも遙かに多量の蛋白質を摂取しなければと思っている（WHOによれば、西欧人は平均して普通の人に必要な量のおよそ二倍にもなる蛋白質を摂取していて、それより摂取量が少ない西アフリカの人々でも平均的な人間の必要量よりは多く摂取している）。結果、人類ははなはだ非効率で、実のところひどく不合理な食料システムをつくり上げてしまった。二〇一八年のデータをみると、食肉・酪農産業は人々が消費するカロリーの一八パーセント、蛋白質の三七パーセントを供給したにすぎなかったが、使った土地は地球上の農地の八三パーセント、温室効果ガスの排出は農業由来によるそれの六〇パーセントを占めた。

これで決着

オクスフォード大学動物学部の土地経済学者ジョセフ・プアは、科学的な論争にうんざりして、はっきり答を出したいと思った。そこでスイスの研究仲間であるトマス・ネメチェックとともに、それまでで最も包括的な食と気候変動の研究を行なった。彼らは世界に散る三万八七〇〇の農場と、当時の地球人口が消費する食物の九〇パーセント以上を調べた。二〇一八年の『サイエンス』誌に載った結論はこうだった――「動物性食品を避けることは、地球のためにできる他の何と比べても環境保護に資する」。

プアは研究結果に衝撃を受けてすぐにビーガンとなり、人々にも同じ努力を呼びかけるようになった。人々がただちに肉と乳製品の消費をやめれば、世界の温室効果ガス排出量は半減し、水の枯渇や土壌の酸性化は最悪の気候危機を回避できるレベルまで抑えられる。

プアによれば、ベジタリアンになるだけ、つまり肉をやめて卵と乳製品を食べつづけるようでは足りない。例えばチーズ産業の排出量は鶏肉・豚肉部門のそれに匹敵する。ペスカタリアンになる、つまり肉はやめるが魚は食べつづけるという選択も不充分。養殖場のメタン排出量は往々にして養牛場のそれにも勝る一方、太平洋を漂うプラスチックごみの七〇パーセントは漁業廃棄物が占める。[2] 植物ベースの食生活はいわゆる持続可能な乳製品や肉製品の選択よりも環境に良いことが確かで、それらの動物性食品は植物性食品と比べればまったく環境にやさしくない。環境配慮をうたうレストランのメニューでは「牧草飼養牛肉」をよく見かけるが、これは実のところ、同じだけの栄養分を含む植物性蛋白源（豆類など）と比べた場合、六倍もの温室効果ガスを排出し、三六倍もの土地を使う。

プアの計算では、最も持続可能な方法で生産された動物性食品と、輸送などの要因で比較的多くの温室効果ガスを排出する植物性食品（アボカドや大豆など）を比べても、前者の汚染効果は後者の数十倍になる。[3]

この分析は手堅く説得力がある。循環型農業の最も熱烈な支持者でさえも、論文の注釈で嫌々ながらではあるが、これを認めた。いわく、ビーガン食は段違いで環境に良く、畜産業はどれほど効率的であろうと、土地の使い方としては人が直接消費する食用植物を栽培するのに比べ非効率になる。この議論は、科学業界ではすでに決着済みだったが、ニュースにはならなかった。しかし国連発行の報告書がプアの見解を認めると、たちまちにしてビーガニズムが世界を救うと題した数々の論文が現れ、ニュースサイトには緊急声明が出回りはじめた。[4]「世界がビーガン食に移行することは、飢餓、エネルギー枯渇、そして気候変動の最悪の影響から世界を救うために欠かせない」[5]と。さらにこうもいわれる。「農業の影響は拡大しつづけるだろう。世界人口は増加の一途をたどり、その人々はさらに多くの動物を食べると思われるからである。……環境影響の大幅な軽減を達成するには、世界規模の徹底した食の見直し、動物性食品からの脱却しかない」

不公平

ジャカルタのスラム街住民や他の発展途上国に暮らす人々が、CO_2排出の点では比較的寄与が少ないにもかかわらず、気候変動の影響で最大の脅威にさらされるというのは、まったくもって不公平というよりない。かれらが抱える問題の主たる原因は、世界の比較的豊かな人々にある。そちらは乾燥した快適かつ安全な地域に暮らし、貧しい人々に比べて多くのエネルギーを使い、飛行機にもよく乗り、世界の食肉・酪農産業から遥かに多くの恩恵を得ている。

例えばここ数十年に、オランダは大量の農用動物を輸入した。巨大産業はまずヨーロッパと北米に現れ、産業革命が起こって以来、ヨーロッパのCO_2排出はアジアとほぼ同量に達した――アジアの人口が四〇億人を超える一方、ヨーロッパの人口は七四〇〇万人にすぎないことを考えよう。つまり豊かな国々は他の国々よりも遥かに多くを浪費してきた。であれば私たちが真っ先に一丸となって菜食へ移行するのが公平というものではないだろうか。まして私たちにはそうするだけの機会があるのだから。これはメタンを生んで温室効果ガスを排出する裕福な国での生活に伴う責任といっていい。*

プアのような科学者らの心からの訴えを受けても私たちがすぐに一丸となって行動を起こさないのは、人が苦労よりも怠惰を好むのに加え、古い習慣を改めるのには多大な努力を要するから、ということもある。けれどもより問題なのは、私たちが他国や他の人々を指さしてばかりいることだろう――かれらが動物性食品を食べ控えないのだったら、私たちが今そうする筋合いはない、と。しかしこの言い訳は無理があるだけでなく間違っている。

誤解しないでほしいが、世界が完全に食生活を一新するという筋書きは確かに願うべくもない。貧困に悩む地域や、世界で比較的孤立した地域に暮らす人々は、手頃な植物性代替《だいたい》品を見つけることができない。アメリカのような富裕国にもいわゆる「食の砂漠地帯」があり、国内で最も貧しい人々が暮らすそれらの地域では、植物性食品が容易に手に入らない一方、五〇〇グラムのチキンナゲットなら二、三ドルで買える。こうした人々はほかに考えなければならないことがあり、今から食事を海藻ソーセージに切り替えようとはしないだろう。また、中国のように急成長する経済国もあり、そこでは植物性食品を買うのが容易でありながら、食肉生産量はここ数年で急速に伸びた。背景には人口増加もさることながら、豊かな西洋を連想させる贅沢品としての肉の地位がある。つい最近まで、肉は中国の平均的な庶民にはまったく手が届かない代物《しろもの》だった。それをレストランで注文すれば、自分の人生の成功を実感できる。二〇一四年、アメリカ人は平均して一人当たり年間一二〇キログラムの肉を食べ、オランダ人は九〇

＊なお、日本の温室効果ガス排出量は約一一億トンで、中国・アメリカ・インド・ロシアに次いで世界第五位となる。これに加え、輸入される畜産物の生産等に伴う排出量があることを忘れてはならない。World Population Review (n.d.) "Greenhouse Gas Emissions by Country 2022," https://worldpopulationreview.com/country-rankings/greenhouse-gas-emissions-by-country（二〇二二年五月二三日アクセス）。

キログラム、中国人は六三キログラムの肉を食べた。[6] そこで一部の科学者は、中国その他、近年になって肉が右のような地位を得た国々では人口が増えつづけるであろうし、そうした地域に植物ベースの未来が訪れる見込みは薄いだろうと予想する。

けれどもこの論者らは、肉の地位がただの流行でしかないこと、そして流行は変わりうることを見落としている。一般的な中国人が「成功した」西洋人の食べもので胃を満たしたいと考えるのであれば、その好みはどんな食べものがはやるかによって変化する。つまり、もし肉をこよなく愛する消費者がやがて現在の喫煙者のように白い目で見られるようになれば、植物性食品は中国でも高い地位を得ると考えられる。そしてオイスター・マッシュルーム・ステーキが西洋ではやれば、この料理は世界中で人気を集め、セクシーなイメージをまとい、「おいしい味」と結びつけられるだろう。新興経済国の人々が、高級品ゆえに肉を食べるのだとしたら、植物性食品をさらに高い地位へと引き上げるのは西洋の私たちの仕事となる。

社会規範というものは特に伝染性が強く、このことを私は第三章で、菜食が突如クールになったいきさつを振り返りつつ明らかにした。また、そこで触れたように、科学研究によれば一集団の三〜一〇パーセントの人々が強い確信のもとに特定の立場を広めれば波及効果が生まれる。その波に乗る人々はどんどん増え、ついには社会の変化が不可避になる。それもそのはず、人間は社会的な生きものなので、周りに取り残されたくない。私たちは確実な知識を持っていそうな人々の集団に加わることを好む。だから人々は意識的な決定なしに現状に付きしたがう。

周りの大勢が何かを始めれば、自分も同じことをするようになる。共産圏の社会に生まれれば、共産主義が普通に感じられ、ほかの思想はおかしい、悪い、さらには反体制的とさえ感じるようになる。周りの人々がみんな肉を食べていれば、それは普通のことに思え、自分も動物を食べるようになる。けれども動物を食べることが受け入れられない社会に生まれれば、おいそれとその禁忌《タブー》を破ろうとはしなくなるだろう。

科学者やジャーナリストがもう少し明るい見通しのもとに警告を発してくれれば、救いがあったかもしれない。が、プアもその仲間の研究者らも国連も、二〇一九年にはっきり述べた――私たちが気候変動の最悪の結果に対処する期間はたった一一年しかない、と。これは悪い報せに違いない。が、その表裏をなしていながら完全に見落とされている良い報せは、気候変動の最悪の結果に対処する期間がまだ一一年残されている、ということ。そして比較的少数の人々が今すぐ肉と乳製品の消費をやめれば、この試みは成功する。

エピローグ

終わりの始まり

この本を書いている最中に、私の購入習慣や料理習慣、食と環境をめぐる厄介な問いについての理解、飼っている犬に対する見方、夕食時にパートナーと交わす話、一人でいるときに考える物事は、すべて変わった。けれども一番変わったのは、私が自分や他の人々に投げかける問いだった。

研究期間の大半にわたって、私は一つの問いの答を探していた。もしも理論的に私たちが動物消費をやめられるとしたら、私たちは実際にこの社会・料理・経済・心理の領域にまたがる大きな変革に着手しようとするだろうか。それともそれは非現実的・理想主義的な夢なのだろうか。研究を続けているうちに、私はこれが妥当な問いではないと気づきはじめた。人類たる私たちは、本気で願えば何事でも成し遂げられる。歴史は私たちの達成物語にあふれているが、それらはかつて思いもよらないことと考えられていた。人類が成し遂げたことの例を挙げよう。

・世界の大部分から飢餓をなくした(代わりに現在では飢餓よりも過体重に悩む人が増えた)。

・奴隷制や魔女の火刑を廃した。
・三〇年のうちにオランダで同性愛の地位を「病気」や犯罪ではなく大半の人が認める性的志向へと変えた。
・二〇名の人間を月へ連れて行き、遠くへ行ける二つの宇宙探査機をつくって太陽系の外へと送り出した[1]（しかもいまだそれとコンタクトがとれる）。
・国境線を考え、設け、変え、廃した。
・少数の動物を囲う畜産業を数十億ドル産業の工場式畜産へと変えた。

そしてこれ以外にも、数世代前には常軌を逸している、想像できない、ユートピア的、あるいは無垢と映ったはずの達成は枚挙にいとまがない。したがって私は、大きな社会的・経済的・心理的変革が可能かを問うのではなく、私たちが人類としてどんな変革を起こしたいのかを問わなければならない。

そしてあなたもそれを問うたほうがいい。

両極端

現実的に考えて、私たちには両極端の選択肢がある。植物ベースの食生活が規範となった世界を選ぶか、さらに多くの動物たちが食用目的で繁殖・監禁・屠殺される世界を選ぶか。

何も変えないという選択肢はない。けれども私たちはしばしばそれが可能だと考え、すべて何とかなると自分に言い聞かせる――周りの空気はまだ綺麗であるし、堤防はまだ波を抑えているし、すでにスーパーでは基本的に有機の肉を選んでいるし、いずれ大好きなギリシャヨーグルトとまったく同じ味の植物性代替品《だいたい》ができるであろうし、そうなればそれを買い物かごに入れる機会も増えるだろう、と。私たちはそんなふうに未来を想像したがる。今まで通りで、ただ少しだけ社会のことを考え、少しだけエコになる。

しかしいずれ今まで通りというわけにはいかなくなる。二一〇〇年にはハイテク世界経済が到来し、農用動物を人道的ないし環境にやさしい条件下で飼うことは不可能になる。動物飼育に適した土地はほとんど満員で、さらに多くの牛や羊や豚をそこに加えることはできなくなる。これだけ膨大な人口を動物性蛋白《たんぱく》質で養おうとすれば、大規模な工場をつくり、何万もの動物たちを檻《おり》に押し込んで生活させ、毎秒何十万もの豚・鶏・牛・その他の動物たちを繁殖・利用・屠殺するしかない。このシナリオでは、小規模の食肉・酪農ビジネスは、効率面でも価格面でも段違いに有利な大規模の機械化された競争相手を前に、そもそも生き残れない。

ジョージ・W・ブッシュ元大統領のアドバイザーだった著述家マシュー・スカリーは、食肉・酪農産業の将来を調査した末に、ある予想を語ったが、私はそれを読んで背筋が凍った。いわく、私たちがこの社会における動物たちの扱われ方に抗議しなければ、数世代のうちに「工場式畜産」という語は消滅する。肉食主義の未来ではこれ以外の動物飼養や動物屠殺の方式がなくなるからだ、と。

ただしこれは不可避ではない。数世紀にわたって動物を食べる行為が道徳的に許されていたのは、私たちがその味を好んだからというだけでなく、生きるために必要だったからでもある。かつては植物性代替品がなかった。けれども今やこの道徳的障壁はなくなった。もはや蛋白質を得るために動物は必要ない。私たちはただ動物がおいしい、利用しやすいと考えているだけで、それに慣れてしまったにすぎない。

植物ベースの未来を選択するためにいま以上の資金や時間や知識は必要ない――それらは充分にある。

本当に必要なのは、私たちが子どもの頃から教えられてきた神話を見抜けるようになること、これに尽きる。その神話を吹き込んだのは医師・両親・教師・食料生産者・政治家など、要するに肉食主義のイデオロギーを浴びて育った人々で、それゆえにかれらは自分たちの説教が普通で必要で自然だと信じていた。人の生存と健康には動物性蛋白質が必要だと信じていた。人は常に動物を食べてきた、そしてこれからも食べつづけるだろうと信じていた。動物は屠殺されるときに恐怖も痛みもストレスも感じないと信じていた。そしてこの人々は、最も危険と思われる神話をも信じていた――私たちは近代史の中で築かれた方式以外で経済や食を営むことができないだろう、と。

私たちには力がある

選択はあなたに委《ゆだ》ねられている。政治家ではない。かれらは金をもらって、投票者が望むことをする。企業でもない。企業は最も金になることをするのであって、それは消費者の需要を満たすことと決まっている。そしてその消費者とはあなたや私のことを指す。私たちは買い手で、かつ投票者でもある。したがって私たちには、二つの未来シナリオのうち、どちらが現実になるかを選ぶ力がある。

もちろん、望ましい未来への歩みを速めるような政治的施策は考えられる。例えば食肉税を課す、食品のパッケージやラベルに温室効果ガス排出量を明記するよう生産者に義務づける、「放牧」や「人道的」などの誤解を招くラベルには罰金その他の懲罰を科す、果物・野菜・豆類に政府の補助金を充《あ》てて万人が植物ベースの生活を送れるようにする、歴史書を書き直して人類の食の歴史をより誠実に伝える、オランダ栄養センターなどの組織による助言を改める、などなど。しかしこのような施策はまだ敷かれておらず、あなたや私が自分の活動や行動によって政策立案者に望みを伝えないかぎり、施策は永遠に敷かれない。政治家や生産者は投票者や消費者を欲する。かれらは投票者や消費者が望むことをする。変化は下から来なければならない。私たちから。

多くの人はこれを大きな恐ろしい責任だと感じる。けれども私は解放感と希望が湧いてくる展望だと思う。右の事実を振り返れば、私には一日に三度、力を行使する機会があると分かるのだから。一食一食が私の選ぶ未来への投票となる。

私はただ、自分が住みたい未来に適うものを買いつづけるだけで、その未来に適う企業を応援することができる。スーパーマーケットには、もっと豆やナッツ、オーツミルク、ビヨンドバーガーを並べてほしい、徳用の肉や牛乳はいらない、と伝えることができる。レストランには、自分が肉や魚の料理ではなく植物性の料理を選ぶと伝えることができる。外食産業には、ハンバーガーショップよりもビーガン・ジャンクフードの店にお金を投じたいと伝えることができる。業者はそうした消費者の動向が売上げに反映されているのを目にする。かれらはそれを投資家に伝え、投資家はそれを受けて、今後どこにどのように資金を投じ、どのスタートアップ企業を応援するかを決める。あなたや私が絶えず肉食主義の神話を見抜き、人を惑わすその販売戦略を知り、自分が選んだ未来を形にするための生活と食を実践するなら、その未来はきっと、比較的早くに訪れる。

一時的な不便

多くの人にとって、新しい思考や食事や生活は慣れるのに苦労する。けれども人類は、現状に我慢がならず、それを変えたいと願ったときに、より悪い状況を切り抜けてきた。脱走した奴隷を手助けした人々は重い罰金や数年の懲役刑を科されるおそれがあった。投票権を求めた女性たちは見下され、思想を嗤《わら》われ、攻撃的になりすぎれば逮捕された。[2] アメリカの一室で本書を書いている最中、何千ものアメリカ人は街路を行進して有色人種を狙った差別と暴力に抗議していた。そこには凍える人もいれば長い仕事を終えたばかりの人もいて、かれらにしてみればスローガンが書かれたパネルを持って声を張り上げるよりかは、ネットフリックスでも見ているほうが良かっただろう。しかしかれらは自分たちのために行動を起こす必要があった。社会を変えることのほうが快適でいるよりも重要だった。ほぼ時を同じくして、世界の女性たちはハッシュタグ「#MeToo」のもとに、セクシャルハラスメントや虐待の話を共有しはじめた。それは他人に打ち明けたくない話で、しばしば外野の者から心ない罵《ののし》りや疑いを向けられたが、ジェンダーと権力の不均衡を揺るがすことに成功した。

では私たちの負担はどんなものだろう？　欲しい植物性食品が近所の店で揃わないから、少し遠いスーパーまで自転車で通うこと。卵なしで材料をくっつける方法がまだ分からず、一枚もしくは何枚かのパンケーキづくりに失敗してしまうこと。子どもが以前食べていたものを食べたいとむずかること。ウェイターに今日の特別メニューはいらないと言ってそのビーガン版を頼んだときに顔をしかめられること。いずれも嫌なことといえば嫌なことだが、それ以上ではない。

しかし何より、これらの不便は一時的なものでしかない。意識的に一つの未来を選んで別の未来を拒む人が増えれば、未来はそれだけ早く現実になる。魔法はいらない。市場の力があれば足りる。スーパーマーケットはよく売れる商品だけを棚に並べたいと考えるので、消費者が今日から植物性食品をどんどん買うようになれば、店は明日からどんどんそうした商品を揃えて宣伝するようになる。食品メーカーは需要のあるものだけを供給したいと考える（でなければ損になる）。必要なのは数カ月の我慢だけで、気づいてみれば周りの店やスーパーは、私たちが望む未来に適った新しい商品で一杯になっているだろう。私たちは新しいレシピや食品になじみ、パートナーや子どもたちもそうなる。すぐに、思っているよりも早く、こう言えるときが訪れるに違いない——遠い昔、私たちは動物を食べていた、と。

未来は今から始まる

気候変動にせよ、動物種の絶滅にせよ、環境汚染にせよ、工場式畜産業が生むさらに多くの動物たちのさらに大きな苦しみにせよ、これらはすべて、私たちが刻々と奈落へ近づいている兆《きざ》しといえる。それはまた、今日の経済モデルと、長らく人々を養ってきたこれまでの営みが、今や私たちの存在にとって脅威となったこと、新しい生き方と考え方へ移行する時期が訪れたことの表れでもある。長く伝えられてきた物語がもはやナンセンスとなり、より現状に合う新しい物語が必要になったことの表れでもある。

私がこの言葉をつづっているとき、そしてあなたがこれを読んでいるとき、私たちは二つの物語に挟まれた空白の中に生きている。私たちは今までの世界がどうであったかを知っている一方、すべてが変わったときに世界がどうなるかをまだはっきり思い描けない。本書で私はこの新しい物語のおおよそを描いた。あとはその生活を始めさえすればいい。

未来学者イアン・ピアソンの研究によれば、初めに「不可能」とされていた思想が現実となるにはおよそ三〇年の月日がかかる。当初は嗤われ、のちに広く受け入れられて実現した歴史上の大々的な社会変革を振り返れば、この数字は当たっている。今日では同じ過程が遥かに速く進行することが珍しくない。ソーシャルメディアのおかげで流行は一日のうちにつくられ、流行に逆らう決断も一秒で済ませられる。あなたは今すぐその決断を行なえる。私はもっと章の数を増やし、もっと多くの問いを自分や他の人々に投げかけ、本書でその答を出そうとすることもできた。けれども本当に大事な問いは一つしかない――そしてあなたは間違いなく、近い将来、自分の子や孫、甥や姪、ことによると自分から、この問いを突きつけられることになる。

あなたは、自分が歴史上のどういった地点に立ち、自分の選択が地球や動物、世界の脆弱な地域に暮らす人々、そしてあらゆる未来世代の人々にどういった結果をもたらすかを知ったうえで、何を選択したのか？　この問いにあなたがどう答えるとしても、私はそれがこの一言から始まってほしいと願う――「かつて、そう遠くない昔、私たちは動物を食べていた」。

進化を遂げるときである。

謝辞

謝辞は少し大袈裟なものと決まっている。物書きはしばしば、ペートやロースや誰それがいなければこの本は書けなかっただろうというが、これはおかしい。かれらは物書きなのだから、ペートやロースや誰それの入れ知恵があろうとなかろうと物を書く（かつての謝辞で私がお礼を言った人々には申し訳ない。私は皆さんがいて健全な気晴らしを与えてくれることにお礼を言ったが、執筆を助けてくれたことに感謝したのではない。皆さんがペンを執ったり、私の本に関係することでキーボードを前にしたりしたわけではないので、そのお礼は間違っている。悪く思わないでほしい。皆さんがいるおかげで誰かが幸せになれるというのは大きな讃辞なのだから）。

少なくとも私はそう考えていた。が、それは間違いだった。

私はたくさんの人の助けなしには到底この本を書くことができなかった。執筆に挑戦することはできたが、その勇気はなかった。私はこの入り組んだ主題の専門家などという地位からは程遠く、自分がこの繊細な題材の専門家になりたいかも定かでなかった。私に読書と執筆を促してくれた人々の先頭に、リセット・クライシェルの名を挙げたい。彼女は全編を校正し、まずいミスを指摘し、貴重な事実を提供してくれたのに加え、私が順調に書き進んでいることを伝えたときにはおめでとうの言葉をくれ、私がやや強迫的になっているときや完全におかしくなっているときには大丈夫だと励ましてくれた。この本は彼女の応援・時間・友情・知識がなければ存在しなかった。

トビアス・レーナルトはこの本を書いている私にとってもう一人のヒーローだった。彼は私が「ビーガン熱」にほだされるのを制し、すでに多忙なスケジュールの時間を縫って原稿に目を通してくれた。そのコメントのおかげで私は自分の知見について批判的に考えつづけることができた。お礼は言い尽くせない。栄養士のサライ・パネンクークは健康についての章を読み、必要な箇所を掘り下げて可能なかぎり正確を期すよう私を導いてくれた。同僚の未来学者ペーテル・ヨーステンは間奏曲の物語を読み、未来像を明確化するための手助けをしてくれた。

エージェントのミュールテ・ファン・ペルトにも謝辞を述べたい。彼女は私が自分では絶対にしたがらない面倒な交渉を肩代わりし、私のスケジュールが込み入らないよう計らい、ビーガンのシャンパンがあることを発見してくれた。本書を信頼してくれたアメリカのエージェント、ボニー・ナデルに感謝する。ウィレメイン、ヨースト、その他、ポディウム出版の素晴らしいスタッフの共同作業（とビーガンケーキ）にありがたみを噛み締める。また、本書をオランダ以外の国々へ広めてくれたハーパーコリンズにも深謝したい。フリーダム・ライターズの同僚、ロウ・ニースタットとロース・シュリッケルは……そう、実のところすべてを理解してくれた。ヘールチェ・コーウェンベルフは、本書の執筆が私一人で挑まなければならない冒険だと知っていた。ここに心からの謝意を申し添える。そして鋭い質問を投げかけ、やさしい言葉をかけ、最高のワインを注ぎ、最悪のパンケーキを味見してくれた夫のヘルトにありったけの感謝を伝えたい。

もっと学びたい人のために

この本では植物ベースの生活に関する多くの話題を扱ったが、決してこれがすべてではない。もっと学びたいという読者には以下の資料をお勧めする。

読む

ジョナサン・サフラン・フォア『イーティング・アニマル——アメリカ工場式畜産の難題』（黒川由美訳、東洋書林、二〇一一年）。ベジタリアニズムとビーガニズムを扱った書籍のうち、私が読んだ中で最も美しく誠実な一冊。多くの人は同書を読んで菜食への移行を決意した。私はこの自著を書きながら同書に多々啓発された。

Jonathan Safran Foer, *We Are the Weather: Saving the Planet Begins at Breakfast* (Hamish Hamilton, 2019). 食と気候の関係に迫ったフォアの続刊。同書について、私は二〇一九年にポッドキャスト The Brave Heart Clubでインタビューを行なった。このエピソード（ナンバー18）はポッドビーンやi-チューンズで視聴できる（ほかのエピソードはあいにくすべてオランダ語）。

Matthew Scully, *Dominion: The Power of Man, the Suffering of Animals and the Call to Mercy* (St. Martin's Press, New York, 2002). もう一つの魅力的で知的な良書。著者のスカリーは工場式畜産だけでなく商業的狩猟や他の動物虐待活動〔捕鯨〕にも挑む。この本に関して注目されるのは、スカリーが左翼の反体制派の反権威主義的な活動家というステレオタイプに当てはまらないことだろう。彼は共和党のキリスト教徒で、長年にわたりジョージ・W・ブッシュのアドバイザーを務めていた。この立場から彼は動物たちの扱われ方を検証し、これがあらゆる正義に反していると結論する。

Tobias Leenaert, *How to Create a Vegan World: A Pragmatic Approach* (Lantern Books, New York, 2017). 本書はビーガン運動と動物の権利擁護に携わる活動家を対象とする。活動家の目標達成に最適なコミュニケーションと行動はどのようなものか。動物食と動物利用を減らすことか。著者レーナルトの実践的方法論と地に足のついた議論は、ビーガニズムを学びはじめた私に多くの気づきを与えてくれた。彼はほかの活動家ほど物事を白か黒かで判断せず、思考を研ぎ澄ませて主張を吟味にかける。

メラニー・ジョイ『私たちはなぜ犬を愛し、豚を食べ、牛を身にまとうのか――カーニズムとはなにか』(玉木麻子訳、青土社、二〇二二年)。私は本書の中で社会心理学者としてのジョイに光を当てたが、その肉食主義の概念についてさらに知りたい読者には彼女の本を強く勧める。ジョイの第二作 *Beyond Beliefs* (Lantern Books, New York, 2018) はビーガンと非ビーガンの混合カップルにとって非常に有用で、平和的なコミュニケーションや効果的な輪の広げ方に関する助言や情報に富む。ジョイはＴＥＤｘトークも行なっており、これはユーチューブで視聴できる(Toward Rational, Authentic Food Choices)。

ピーター・シンガー『動物の解放』(戸田清訳、人文書院、二〇一一年)。ビーガニズムに関する基本文献。シンガーは哲学者で、倫理にもとづき動物性食品の消費をやめるべき理由を非常に論理的な形で説明する。

黒人ビーガニズムについて詳しく知りたい読者はAph Ko and Syl Ko, *Aphro-ism: Essays on Pop Culture, Feminism, and Black Veganism from Two Sisters* (Lantern Books, New York, 2017) ならびにBreeze Harper ed., *Sistah Vegan: Black Female Vegans Speak on Food, Identity, Health and Society* (Lantern Books, New York, 2010) に当たってみよう。また、Top 100 Black Vegans, AphKo (strivingwithsystems.com/2015/06/11/blackvegansrock-100-black-vegans-to-check-out) も参照されたい。

観る

私は食品産業が動物福祉と気候におよぼす影響について、二度のＴＥＤｘトークを行なった。講演では各人ができることについても触れている。これは私のユーチューブ・チャンネル (bit.ly/roanneyoutube) で観ることができる。

Blackfish (2013). このドキュメンタリーは幽閉されたシャチに光を当てる。映画製作者はシーワールドの元調教師や動物行動学の専門家にインタビューを行ない、水族館業界のさまざまな主張が偽りであることを明らかにする。例えば野生のシャチと幽閉下のシャチは同じ寿命を生きるといわれるが、これは嘘で、幽閉下のシャチはほとんどの場合、野生のシャチよりも遥かに若くして死ぬ。シャチが観客に見せる芸の学習と演技を「楽しんでいる」という主張も正しくないと判明する。映画では幽閉下のシャチが調教師を襲った（命に関わる）事件の数々に光を当てる。

The End of The Line (2009). このドキュメンタリーは漁業が環境・動物・人間におよぼす影響を論じたもので、環境調査ジャーナリスト、チャールズ・クローバーの本を元とし（彼も映画に登場する）、多くの映画祭で賞讃された。ネットフリックスで視聴できる。

Cowspiracy: The Sustainability Secret (2014). このドキュメンタリーは食肉・酪農産業における動物たちの苦しみに迫ったものというより、食肉産業が気候と環境におよぼす影響に迫った作品で、議論される主題は水の浪費・温室効果ガス排出・土地汚染・海洋酸性化などとなる。また、本作は環境団体と食肉・酪農業界がそうした情報をどのように扱っているかも検証する。

Earthlings (2005) および *Dominion* (2018). この二作のドキュメンタリーは工場式畜産システムの中で動物たちに何が起こっているかを正視する。巨大農場の実態を知りたい

人には重要だが、注意すべき点として、両作は多数の衝撃映像を含み、その大部分はアメリカとオーストラリアの畜産場・屠殺場に潜入した活動家の撮影記録からなる。衝撃映像とは別に、両作が持つ問題の一つは、映画で示されている事例のどれだけが逸脱や事故によるものなのかをはっきりさせていない点にある。そのせいで私は両作を観終え、分かったことよりも分からないことのほうが増えた。とはいえ、これらの映画は「唯一」の真実こそ伝えないかもしれないが(独創的な作品はそういうもの)、普段は見えないようにされている私たちの食品システムの諸側面について洞察を与えてくれる。観て、おのおのき、自分で判断しよう。

The Last Pig (2017). もう殺しは続けられないと決めた養豚農家の物語。また、*73 Cows* (2018) はウィルド夫妻ジェイとカーチャを追った短編ドキュメンタリー。

料理する

Deliciously Ella. 私が気に入っているおいしい料理の簡単なレシピ集。ほとんどは著者エラのウェブサイト(deliciouslyella.com)もしくは彼女のアプリで閲覧できる。

Man.Eat.Plant. 二人のオランダ人女性ビーガン、リセッテ・クレイシャーとマールチェ・ボルストによるブログ。食べごたえのある栄養に富んだ菜食料理のレシピ集(maneatplant.com)。

Wicked Healthy の男たちは本とウェブサイト（wickedhealthyfood.com）で、より「男らしい」ビーガンレシピを紹介する。「男らしい」ビーガンの人々は *Thug Kitchen*（thugkitchen.com）も要チェック。

Vegan Challenge. 植物性料理を（もっと）食べたいと思いつつ、何から始めればいいか分からない人々に向けた実用的なガイド（veganchallenge.nl）。

妊娠している女性や家族を持つ人で、ビーガニズムについてもっと学びたいなら、ドリーナ・バートンのウェブサイト（dreenaburton.com）と著書 *Vive le Vegan!: Simple, Delectable Recipes for the Everyday Vegan Family* が大いに役立つ。また、アリシア・シルバーストーンとそのブログ *The Kind Life*（https://thekindlife.com/）も勧めたい。彼女は妊娠と若い母親についての著書 *The Kind Mama* も書いている。

聴く

ジャーナリストのエズラ・クラインは、ポッドキャスト *The Ezra Klein Show* でメラニー・ジョイにインタビューを行なった。このエピソード「The Green Pill」は私が知るかぎり、ビーガニズムへの移行を扱った議論の中でも特に分かりやすい（かつ見つけやすい）。iチューンズその他、ポッドキャストを聴けるアプリで探せる。

科学者のジョセフ・プアは *Deliciously Ella* のポッドキャストでビーガン食と気候の現

状について語った。エピソードのタイトルは「Veganism and Climate Change」。

博愛主義者で元シティバンクの副会長だったフィリップ・ウォレンは動物の権利について講演した。聴きたい人はユーチューブで「Philip Wollen—Most Inspiring Speech on Animal Rights!」というあまり謙虚さのないタイトルの動画を検索。

フォローする

The Joyful Vegan. アメリカの信頼できる活動家。インスタグラムで多くの情報と解説を無料配信している。

Earthling Ed. 洗練された議論を行なう活動家で、ナンセンスを言わない。大学生の聴衆に向けた講演「You Will Never Look at Your Life in the Same Way Again」を観てほしい。

Domz Thompson.「象の食べものを食べる」筋肉男。思考の材料（と筋肉画像）をソーシャルメディアで多数発信する。

Moby. インスタグラムで彼の（活動家的な）メッセージをフォローするのもいいが、ユーチューブでTEDxトーク「Why I'm A Vegan」を観てほしい。

行動する

ProVeg のVeggie Challenge! に参加しよう。課題は三〇日間、おいしくて健康的で持続可能で残酷性の少ない食事を続けること。その方法として、ビーガン食を選ぶか、ベジタリアン食を選ぶか、今までより動物性蛋白質《たんぱく》を減らすかは、あなたが一人で決める。参加者には無料の指導・レシピ・実用的な助言（どこのスーパーに良質な肉の代替品《だいたい》があるかなど）が配信される。proveg.com/nl/veggiechallenge/ で登録を。

私の研究活動や著述活動について詳しく知りたい人はroannevanvoorst.com を訪れるか、インスタグラムで@roannevanvoorst を探してほしい。連絡歓迎！

参考資料

以下は本書の執筆時に私が用いた書籍・インタビュー・その他の資料一覧であり、章別に本文の流れに沿って並べてある。紙幅を節約するため、さらなる注釈の一覧をウェブサイト www.roannevanvoorst.com/onceweateanimals にまとめた。サイトの一覧には読者に適切もしくは有用と思われる追加の情報や付記を収録してある。また、本書のテーマに関しよく尋ねられる質問や、難しい質問、重要な質問の一覧も掲載した。

プロローグ　新しい色を考える

Adams, Carol J., *The Sexual Politics of Meat: A Feminist-Vegetarian Critical Theory*. New York, Continuum 1990.

Foer, Jonathan Safran, *Dieren Eten*. Amsterdam, Ambo|Anthos 2009.

Klein, Naomi, *This Changes Everything: Capitalism vs. The Climate*. New York, Simon & Schuster 2014.

Monbiot, George, *Feral: Rewilding the Land, Sea and Human Life* London, Penguin Books 2013.

Orrell, David, *The Future of Everything: The Science of Prediction*. New York, The Perseus Books Group 2007.

Patterson, Charles, *Eternal Treblinka: Our Treatment of Animals and the Holocaust*. New York, Lantern Books 2004.

Singer, Peter, *Animal Liberation: A Personal View. Writings on an ethical life*. London, Fourth Estate 2001.

Singer, Peter, *Animal Rights and Human Obligations*. London, Pearson Education 1976.

Waal, Frans de, *Are we smart enough to know how smart animals are?* New York, W.W. Norton 2016.

第一章　農家が世界を変えられるわけ

グスタフへのインタビューは二〇一八年五月三〇日に行なった。ジェイとカーチャへのインタビューは二〇一八年六月一四日に行なった。ほかの農家の情報とインタビューはオンライン上で見つけた（それらのリンクは追加一覧 www.roannevanvoorst.com/onceweateanimals に収録）。また、養牛農家・チーズ製造者のジャン・ディルク・レメカーのもとを訪れた折（二〇一八年七月一〇日）および農家の娘でビーガンのマールス・ブールにインタビューをした折（二〇一八年八月二四日）には多くの気づきと学びがあった。

Arendt, Hannah, *De banaliteit van het kwaad*. Een reportage.Amsterdam, Moussault 1969.
Cohen, J.A. and A.P. Mannarino, E. Deblinger, *Behandeling van Trauma bij Kinderen en Adolescenten met de Methode: Traumagerichte Cognitieve Gedragstherapie*. Houten, Bohn Stafleuvan Loghum 2008.
Coles, Robert and Erik H. Erikson, *The Growth of His Work*. Boston, Little Brown 1970.
Erikson, Erik H., *Childhood and Society*. New York, Norton 1950.
Erikson, Erik H., *Dialogue With Erik Erikson*. Evans Rl ed. Jason Aronson 1995.
Erikson, Erik H., *Identity: Youth and Crisis*. New York, Norton 1968.
Erikson, Erik H., *Life History and the Historical Moment*. New York, Norton 1975.
Lawrence J. Friedman, *Identity's Architect; A Biography of Erik H. Erikson*. New York, Scribner Book Co 1999.

第二章　善良な人々が悪い物語を信じるわけ

本章のためにインタビューしたのは、社会心理学者メラニー・ジョイ博士（二〇一八年六月一二日）、ベジタリアニズムの普及と啓蒙を行なうベルギーの非営利団体、倫理的ベジタリアン代替協会（EVA）の元理事である著述家トビアス・レーナルト（二〇一八年六月五日）、および科学ジャーナリストのマルタ・ザラスカ（二〇一八年六月一四日）。

Adams, Carol J., *The Sexual Politics of Meat: A Feminist Vegetarian Critical Theory*. New York, Continuum 1990.

Bakker, Tom, & Willy Baltussen, Bart Doorneweert, 'Concurrentiemonitor blank kalfsvlees'. LEI-rapport 2012-025, January 2012.

Beckoff, Marc and Jessica Pierce, *Animals' Agenda: Freedom, Compassion, and Coexistence in the Human Age*. Boston, Beacon Press 2017.

Boomkens, René, Erfenissen van de Verlichting: Basisboek Cultuurfilosofie. Amsterdam, Boom Uitgevers 2011.

Boon, Floor, 'Vlees zonder bloedvergieten'. *Folia*, November 12th 2010.

Bradshaw, Peter, 'The End of Line'. *The Guardian*, June 12th 2009.

Delahoyde, Michael and Susan C. Despenich, 'Creating Meat Eaters: The Child as Advertising Target'. *The Journal of Popular Culture*, 1994.

Ercina, A. Ertug, and Maite M. Aldaya, Arjen Y. Hoekstra, 'The Water Footprint of Soy Milk and Soy Burger and Equivalent Animal Products'. *Ecological Indicators*, 18(2011), 392-402.

Gombrich, E.H. *A Little History of the World*, Yale University Press, 2005

Harari, Yuval Noah, *Sapiens: A Brief History of Humankind*. New York, HarperCollins 2015.

Hazard, Paul, *The Crisis of the European Mind: 1680-1715*. New York, New York Review Books 1935.

Israel, Jonathan, *Democratic Enlightenment: Philosophy, Revolution, and Human Rights 1750-1790*. Oxford, Oxford University Press 2011.

Keulemans, Maarten, 'Geheimzinnig aapachtig oerwezen waggelde tussen onze voorouders'. *De*

Volkskrant, May 9th 2017.
Klinckhamers, Pavel, 'Industriële visserij bedreigt onze Noordzee'. *De Volkskrant*, July 5th 2015.
Simon, David Robinson, *Meatonomics: How the Rigged Economics of Meat and Dairy Make You Consume Too Much -and How to Eat Better, Live Longer, and Spend Smarter*. Newburyport, MA, Conari Press 2013.
Thieme, Marianne et al., 'Dierenactivist is democraat en geen terrorist'. *NRC Handelsblad*, April 23rd 2008.
Vialles, Noilie, *Animal to Edible*. Cambridge, University Press 1994.
Winders, Bill and David Nibert, 'Consuming the surplus: expanding "meat" consumption and animal oppression'. *International Journal of Sociology and Social Policy*, 24:9(2004), 76-96.

間奏曲　何も分かっていなかった

本章のためにインタビューしたのは、史家・講演者のウィレム・ファン・シェンデル（二〇一八年九月四日）、未来研究所の未来学者で食の未来研究所の研究管理者マックス・エルダー（二〇一八年七月五日）。

Harari, Yuval Noah, Homo Deus: *Een kleine geschiedenis van de toekomst*. Amsterdam, Thomas Rap 2017.

Joosten, Peter, *Biohacking, de toekomst van de maakbare mens*. 2018.
Nowak, Peter, *Humans 3.0. The Upgrading of the Species*. London, Penguin Ltd 2015.
Pearson, Ian, *You Tomorrow: The Future of Humanity, Gender, Everyday Life, Careers, Belongings and Surroundings*. Scotts Valley, Createspace Independent Publishing Platform, 2013.
"#Wereldzonderwerk: dit zijn de banen van de toekomst". NOS,March 18th 2017.

第三章　青白い怒りん坊からセクシーな美男美女へ

本章のためにインタビューしたのは、ウィキッド・ヘルシーのシェフ兼共同創設者、デレク・サーノ（二〇一八年六月二五日）および「ファット・ゲイ・ビーガン」（二〇一八年九月二四～二五日）。

Andrews, Travis M., 'Woman trying to prove "vegans can do anything" among four dead on Mount Everest'. *The Washington Post*, May 23rd 2016.
Barendregt, Bart and Rivke Jaffe ed., *Green Consumption: The Global Rise of Eco-Chic*. London, Bloomsbury 2014.
Birchall, Guy, 'Vegan mountain climber dies on Mount Everest during mission to prove vegans are capable of extreme physical challenges'. *The Sun*, May 23rd 2016.
Brewer, Marilynn and Wendi Gardner, 'Who Is This "We"? Levels of Collective Identity and Self

Representations'. *Journal of Personality and Social Psychology*, 71:1(1996), 83-93.

Cherry, Elizabeth, 'Veganism as a Cultural Movement: A Relational Approach.' *Social Movement Studies*, 5:2(2006), 155-170.

Dell'Amore, Christine, 'Species Extinction Happening 1,000 Times Faster Because of Humans?'. *National Geographic*, May 30th 2014.

Eggeraat, Amarens, 'Waarom haten we veganisten zo?'. *Vrij Nederland*, May 28th 2016.

Graham, Sylvester, *A lecture on epidemic diseases generally: and particularly the spasmodic cholera: delivered in the city of New York, March 1832, and repeated June, 1832[sic] and in Albany, July 4, 1832, and in New York, June, 1833: with an appendix containing several testimonials, rules of the Graham boarding house*. New York, Mahlon Day 1833.

Haegens, Koen, 'Het Paradijs was Fruitarisch'. *De Groene Amsterdammer*, 2007.

Hamad, Ruby, 'Why Hitler wasn't a vegetarian and the Aryan vegan diet isn't what it seems'. SBS, December 14th 2017.

Jasper, J., *The Art of Moral Protest: Culture, Biography, and Creativity in Social Movements*. Chicago, University of Chicago Press 1997.

Jones, Josh, 'How Leo Tolstoy Became a Vegetarian and Jumpstarted the Vegetarian & Humanitarian Movements in the 19th Century'. *Open Culture*, December 26th 2016.

Lowbridge, Caroline, 'Veganism: How a maligned movement went mainstream'. *BBC News*, December 30th 2017.

Macias, Elena Holodny Amanda, 'The eccentric eating habits of 9 ruthless dictators'. *Independent*, November 16th 2016.

Melucci, Alberto, 'An end to social movements? Introductory paper to the sessions on New Movements and Change in Organizational *Forms*'. *Social Science Information*, 23: 4/5(1984), 819-835.
Melucci, Alberto, 'The process of collective identity'. H. Johnson & B. Klandermans (eds.) *Social Movements and Culture*, p. 41-63 Minneapolis, University of Minnesota Press 1995.
Poppy, Carrie, 'Myth Check: Was Hitler a Vegetarian?'. *Skeptical Inquirer*, November 2nd 2016.
'Miley Cyrus gets a tattoo to show she is a vegan for life'. *Live Kindly*, July 10th 2017.
Petter, Olivia, 'The surprising reason why veganism is now mainstream'. *Independent*, April 10th 2018.
'Steeds meer mensen gaan voor veganistisch'. *Kassa*, December 1st 2014.
Viegas, Jen, 'Humans Caused 322 animal extinctions in past 500 years'. *Seeker*, April 24th 2014.
'About Us'. Vegan Society, 2006.

第四章　金持ちのキリン肉、貧民の野菜、みんなの牛乳

本章のために、史家マノン・ヘンゼン(www.eetverleden.nl)にインタビューし、多くを学んだ(二〇一八年七月二三日)。

Alblas, Jasper, 'Is melk gezond? De feiten en fabels over melk'. *Dokterdokter*, December 16th

2016.

Bomkamp, Samantha, 'Why Kale is everywhere: how food trends are born'. *Chicago Tribune*, September 20th 2017.

Friedrich, Bruce, 'Market Forces and Food Technology Will Save the World'. TEDx, January 30th 2018.

Heijmerikx, Anton G.M., 'Eten en drinken in de Middeleeuwen'. *Heijmerikx*, July 2nd 2009.

Louwerens, Tessa, 'Ontmoet de oud-Hollandse koeien'. *Resource*, April 20th 2017.

Reijnders, Lucas and Anne Beukema and Rob Sijmons, *Voedsel in Nederland: gezondheid, bedrog en vergif*. Amsterdam, Van Gennep 1975.

Schepens, Juul, 'Becel speelt in op de veganistische trend met plantaardige melk'. *Adformatie*, August 10th 2018.

Tetrick, Josh, 'The Future of Food'. TEDx, June 22nd 2013.

'Grotere melkveebedrijven en meer melk'. *CBS*, May 2nd 2017.

'Holsteinkoe rendabeler dan Jersey'. *Groen Kennisnet*, April 10th 2017.

'Kan Jersey zich meten met Holstein?'. Boerenbond, January 13th 2017.

'Meer melk met minder koeien'. *The Daily Milk*, May 5th 2017.

'Melkproductie Nederland naar recordniveau'. *Nieuwe Oogst*, May 2nd 2017.

'Olympische Spelen in de Oudheid'. *IsGeschiedenis*.

第五章　恋人募集：二〇〜四〇歳の格好良くてセクシーなビーガン男性

本章のためにインタビューしたのは、社会学者のアンネ・デレッシオ・パルソン教授（二〇一八年九月一七日）および @fatgayvegan ことシーン・オカラハン（二〇一八年九月二六日）。

Adams, Carol, *Burger*. *Object Lessons Series*. New York, Bloomsbury Academic: 2016.

Airaksinen, Toni, 'Eating meat perpetuates "hegemonic masculinity," prof says'. *Campus Reform*, December 4th 2017.

Brighten, Karine, '5 Dating Tips From a Vegan Dating Expert'. VegNews.

Brubach, Holly, 'Real Men Eat Meat'. *New York Times*, March 9th 2008.

Fox, Maggie, 'Why real men eat meat: it makes them feel manly'. NBC News, November 21st 2012.

Gander, Kashmira, 'Vegan Dating: The Struggle To Find Love When You've Ditched Steak and Cheese'. *Independent*, February 22nd 2017.

Kucan, Daniel, 'You Eat Like a Girl: Why the Masculine Dilemma Towards Veganism Is No Dilemma at All'. *Huffington Post*, August 19th 2013.

Leeuwen, Louise van, 'Over Hoe de Veganist en de Niet-Veganist nog Lang en Gelukkig Leefden'. *Eigenwijs Blij*, September 7th 2016.

Lockwood, Dr. Alex, 'Why Aren't More Men Vegan? It's a simple question - with a complicated answer'. *Plant Based News*, February 21st 2018.

May, Zoe, 'What happened when I tried to meet guys using vegan dating apps'. *Metro*, May 9th 2018.

Mycek, Mari Kate, 'Meatless meals and masculinity: How veg* men explain their plant-based diets'. *Food and Foodways*, 26:3 (2018), 223-245.

Rozin, Paul and Julia M. Hormes, Myles S. Faith, Brian Wansink. 'Is Meat Male? A Quantitative Multimethod Framework to Establish Metaphoric Relationships'. *Journal of Consumer Research*, 2003.

Starostineskaya, Anna, 'Veg Speed Dating Debuts in 20 Cities in February'. *VegNews*, January 11th 2017.

Stibbe, Arran, 'Health and the Social Construction of Masculinity in Men's Health Magazine.' *Man and Masculinities*, 7:1, (2004).

Vadas, Skye, 'Inside the World of "Vegansexualism" - the Vegans Who Only Date Other Vegans'. *Vice*, October 10th 2016.

Walker, Jennyfer J., 'I Tried to Find Love On Vegan Dating Apps'. *Vice*, January 25th 2018.

Winsor, Ben, '"Vegansexual" is a thing and there's more than one reason why'. *SBS*, June 17th 2016.

'Dit is waarom mannen van vlees houden'. *nu.nl*, November 20th 2016.

'Looking for Love? Here's The Official Top 4 Vegan Dating Websites'. *The Plantway*.

'Vegansexuality Explained'. *Happy Cow*.

第六章　植物ざんまい

本章に関し、栄養士・食事療法士のサライ・パネンクークから助言をいただいた。また、多数の疑問点に関し、南カリフォルニア大学の老化神経生物学者ケイレブ・フィンチ教授から有用なコメントをいただいた。

Atchley, R.A. and D.L. Strayer, P. Atchley, 'Creativity in the Wild: Improving Creative Reasoning through Immersion in Natural Settings'. *De Fockert*, 7:12 (2012). また、Bakker, Shannon, 'NUcheckt: Vitamine B12-tekort komt waarschijnlijk minder voor dan beweerd'. *NU.NL*, September 18th 2018およびBluejay, Michael, 'Humans are naturally plant-eaters according to the best evidence: our bodies'. *Michael Bluejay*, June 2002, updated December 2015も参照。

Bratman, G.N. and J.P. Hamilton, K.S. Hahn et al., 'Nature experience reduces rumination and subgenual prefrontal cortex activation'. *Proceedings of the National Academy of Sciences of the United States of America*, 112:28 (2015), 8567-8572.

Katan, Martijn, *Wat is nu Gezond*. Amsterdam, Bert Bakker 2017.

Schüpbach, R. and R. Wegmüller, C. Berguerand, M. Bui, I. Herter-Aeberli, 'Micronutrient status and intake in omnivores, vegetarians and vegans in Switzerland'. *European Journal of Nutrition*, 56:1(2017), 283-293.

'Duits onderzoek: veganistische producten vaak vet en ongezond'. *Trouw*, April 4th 2014.

第七章　**それが法律だ、間抜け！**

本章のためにインタビューしたのは、オランダ事業代理店（RVO.nl）のコミュニケーション・アドバイザーを務め、動物実験中央委員会ならびに国立動物実験政策助言委員会とつながりのあるエドウィン・ファン・ウォルフェレン（二〇一八年一〇月二五日）、ノンヒューマン・ライツ・プロジェクトのローレン・チョップリン（二〇一八年八月一六日）およびスティーブ・ワイズ（二〇一八年九月一一日）、ホエール・サンクチュアリのキャロル・サクソン（二〇一九年一月一五日）。また、ディエル＆レヒトのノール・エヴェルツェンからは本章に関し多くの助言と指摘をいただいた。

Bekoff, Marc, *The Emotional Lives of Animals: A Leading Scientist Explores Animal Joy, Sorrow, and Empathy and Why They Matter*. California, New World Library 2007.
Berns, Gregory, 'Dogs Are People, Too'. *New York Times*, October 5th 2013. また、Berns, Gregory, *What is it like to be a dog*. New York, Basic Books 2017も参照。
Jansssen, C., 'Leve het Dier'. *De Volkskrant*, October 3rd 2015.
Meijer, Eva, *Dierentalen*. Amsterdam, Coetzee 2016.
Pasha-Robinson, Lucy, 'Hundreds of animal species 'being consumed to extinction'. *Independent*, October 19th 2016.

Plotnik, Joshua M. en Frans B.M. de Waal, Diana Reiss, 'Self-recognition in an Asian elephant'. *PNAS*, 103:45 (2006).
WWF. *Living planet report* (2014, WWF Global).

第八章　溶けゆく氷、壊れる堤防

本章のためにインタビューしたのは、オランダ環境アセスメント局（ＰＢＬ）の食糧農業計画管理官ヘンク・ウェストフーク（二〇一八年八月二二日）、科学ジャーナリストで著述家のジョージ・モンビオット（二〇一八年一一月一五日）。

Boer, Imke de, 'Mansholt lecture: Circular agriculture, a good idea?'. *WURtalk 30*, November 1st 2018.
Kamsma, M., 'Wat als we stoppen met vlees eten?' *NRC Handelsblad*, October 25th 2018.
Poore, J. & T. Nemecek, 'Reducing food's environmental impacts through producers and consumers'. *Science*, 360:6392 (2018), 987-992.
Poore, J., 'Back to the Wild: How Nature is Reclaiming Farmland'. *New Scientist*, 3138(2017), 26-29.
Springmann, Marco and H. Charles, J. Godfraya, M. Raynera and Peter Scarborough, 'Analysis and

valuation of the health and climate change cobenefits of dietary change'. *PNAS*, 2016.

Stehfest, Elke and Lex Bouwman, Detlef P. Van Vuuren, Michel G.J. Den Elzen, Bas Eickhout, Pavel Kabat, 'Climate benefits of changing diet'. *Climatic change*, 95:1-2 (2009), 83-102.

Westhoek, Henk and Jan Peter Lesschen, Adrian Leip, Trudy Rood, Susanne Wagner, Alessandra De Marco, Donal Murphy-Bokern, Christian Pallière, Clare M. Howard, Oene Oenema, Mark A. Sutton, *Nitrogen on the Table: The influence of food choices on nitrogen emissions and the European environment. European Nitrogen Assessment Special Report on Nitrogen and Food*. Edinburgh, Centre for Ecology & Hydrology 2015.

Westhoek, Henk and Jan Peter Lesschen, Trudy Rood, Susanne Wagner, Alessandra De Marco, Donal Murphy-Bokern, AdrianLeip, Hans van Grinsven, Mark A. Sutton, Oene Oenema. 'Food choices, health and environment: Effects of cutting Europe's meat and dairy intake'. *Global Environmental Change*, 26(2014), 196-205.

Westhoek, Henk and Trudy Rood, Maurits van den Berg, Durk Nijdam, Melchert Reudink, Elke Stehfest, Jan Janse, 'The Protein Puzzle'. *PBL*, 2011.

Zanten, Hannah van and Mario Herrero, Ollie Van Hal, Elin Röös, Adrian Muller, Tara Garnett, Pierre J. Gerber, Christian Schader, Imke J.M. de Boer, 'Defining a land boundary for sustainable livestock consumption. RESEARCH REVIEW'. *Glob Change Biology*, 24 (2018), 4185-4194.

エピローグ

終わりの始まり

本章のためにインタビューしたのは、フード・エンパワメント・プロジェクトの創設者兼CEOローレン・オーネラス（二〇一八年九月二五日）、「緑の蛋白質同盟の広報兼政策アドバイザー、イェルーン・ウィレムセン（二〇一八年八月一〇日）。

Monbiot, George, *How Did We Get Into This Mess? Politics, Equality, Nature*. London, Verso 2016.

Weisman, Alan, *De wereld zonder ons*. Amsterdam, Atlas 2007.

訳者あとがき

肉食が今、注目を浴びている。といっても、肉を食べる喜びが今になって広く世間の話題にのぼりはじめたという意味ではない。肉はとうの昔から好まれていて、町を歩けばそこかしこに肉料理の広告がみられる。肉だけでなく、卵や乳製品も含む動物性食品全般は、日本でも戦後以来、急速に消費量を伸ばしてきた。試しに農林水産省のデータを見てみると、日本人一人が一年間に消費する畜産物の量は、一九六〇年から二〇二〇年のあいだに、肉類が五・二キログラムから三三・五キログラムへ、鶏卵が六・三キログラムから一七・一キログラムへ、牛乳及び乳製品が二二・二キログラムから九四・三キログラムへと激増している。[1]かたや同じ期間に穀類・豆類・野菜の消費量はいずれも減少した。動物性食品は食卓の主役であると同時に、「あって当然」のものとすら考えられている。スーパーで売られる加工品を見ても、レストランのメニュー表を見ても、さらには旅行番組や健康番組で紹介される料理を見ても、肉・乳・卵をまったく含まないものを探すほうが難しい。

肉食が注目されだしたというのは、そうした傾向を指すのではなく、むしろそのような傾向に一石を投じる議論がここ数年で急速に広がりはじめたという意味である。私たちは畜産物に囲まれた食卓を豊かで幸せな食卓と思い込み、無批判かつ慢性的に動物消費を続けてきたが、動物たちの苦しみや地球の未来を考えたときに、本当にそのままでよいのか、という疑問が呈されるようになった。ごく近年の出版物を振り返るだけでも、『肉食の終わり』『人類はなぜ肉食をやめられないのか』『私たちはなぜ犬を愛し、豚を食べ、牛を身にまとうのか』など、自明視された肉食という習慣を問い直すような書籍が立て続けに刊行されている。一切の動物製品を不買するビーガニズムは、数年前には誰も知らなかったが、今では食品業界を中心に広く知られる生活実践となった。人間と他の動物の関係を道徳的な視点から考え直す動物倫理という学問分野も有名になり、その議論でもやはり動物を食用とすることの問題が多角的に論じられている。肉食に伴う環境負荷、特に畜産業が気候変動を悪化させるという事実も国際社会の常識となり、世界の科学者らは揃って肉食削減の必要性を訴えている。先述の通り、外食店や食料品店ではいまだ動物性食品が幅を利かせているものの、近年ではこうした動向を受けるかのように、大豆ミートの加工品や植物性ミルクのような非動物性食品も徐々に扱われだした。肉食全盛の時代が過ぎ、植物ベースの世紀、ビーガニズムの世紀が、すぐそこまで近づいている。

本書（原題『かつて私たちは動物を食べていた』）は、この来るべき脱肉食社会の展望を描く案内書である。著者は未来人類学という珍しい分野を専門とするオランダの研究者であり、食・性愛・都市・災害などをテーマに多数の記事や論文を発表している。未来人類学は従来の現地調査をはじめとする人類学の研究手法と未来予測の方法論を組み合わせて社会の未来像を考える研究分野であり、本書も肉食を脱した未来世界の見取り図を描くべく、幅広い範囲から思考の題材を集めている。扱うトピックは畜産農家の変化から肉食の心理学、食の政治学、ビーガニズムの歴史、ビーガンの人間関係、菜食と健康、動物保護の現状、それにもちろん気候変動まで、多岐にわたる。肉食とビーガニズムの来し方と行く末を考えるのにうってつけの一冊といえるだろう。

著者の出身がオランダであることも注目される。オランダといえば、資本主義社会での動物利用をマルクス理論にもとづいて分析し、動物倫理の研究に多大な影響を与えた人類学者バーバラ・ノスケの出身地でもある。[2] 日本では先ごろ、人間中心主義の再考を視野に動物コミュニケーションの世界を紹介した哲学者エヴァ・メイヤーの著作『言葉を使う動物たち』が邦訳された。ビーガニズム推進の方面では、動物擁護や地球環境保護の視点に立って多数の菜食関連書籍を発表している著述家リゼット・クライシャー[3]や、世界改良をめざしビーガニズムやエコ・ヒューマニズムの啓蒙書を発表している無神論の哲学者フローリス・ファン・デン・ベルフ、[4] 実用主義の観点からビーガニズムの普及戦略を追究する隣国ベルギーの有名な活動家トビアス・レーナルト[5]などの顔ぶれが目を惹く。また、フェール・フリント率いる大手の菜食普及団体プロベジ・ネーデルラントや、動物の権利獲得をめざす政党、動物党（Partij voor de Dieren）の存在も忘れてはならない。食と動物の倫理が活発に議論されているこうした知的環境は、未来の食卓を構想する本書の著者にも、間違いなく豊かなインスピレーションを与えてきただろう。

類書と比べたとき、本書にはいくつかの特色がある。まず、倫理的理由から畜産をやめた農家たちの話が紹介されている点である。日本では畜産というと、動物を家族のように思う仕事人が誇りを持って携わる生業などと、肯定的なイメージのみで語られてきたきらいがあり、大衆向けの言説における屠殺業の美化と相まって、消費者が罪悪感なく畜産物を消費できる環境が整えられてきた。しかし世界を見渡せば、動物倫理やビーガニズムの考え方に触れて自身の仕事に伴う暴力性を見つめ直し、考えた末に動物の産業利用から足を洗う決意をした人々が多数いる。本書に登場する農家の一人、ボブ・コミスの物語は、かつて非営利団体アニマルライツセンターが各地で主催した映画『ザ・ラスト・ピッグ』の上映会を通して日本にも紹介されたが、この希有《けう》な例を除けば、畜産をやめた農家たちの逸話はほとんど知られていないだろう。ビーガニズムの議論は時に、畜産の現場を知らない外部者らの偏った認識にもとづく言説といわれるが（訳者がみるかぎり、そんなことはないと思うが）、いずれにせよ、現場で実際に動物たちを扱ってきた人々がみずからの倫理観にもとづき右のような決断に至っている事実は見逃せない。

食と動物をめぐる人間心理の分析に多くのページを割いていることも本書の特記すべき点に数えられる。これは社会習慣の変化が人々の思考や精神性の変化と連動することを思えば当然かもしれない。とりわけ、著者がこの分野で活躍する有名な心理学者メラニー・ジョイに取材を行ない、対談で得た内容を豊富に盛り込んでいる点は注目される。肉食の正当化を図る人々の心理機制については、日本でも先ごろ、先述したジョイの代表作『私たちはなぜ犬を愛し、豚を食べ、牛を身にまとうのか』の訳書を通して紹介されたので、本書と併せて参照することをお勧めしたい。[6] もっとも、ジョイの議論は肉食の心理学だけにとどまらず、ビーガンと非ビーガンの関係学にまでおよぶ。本書はビーガンの恋愛という一風変わった切り口から、ほとんど邦訳されていないそのような方面の議論も詳しく紹介している。これらの分析は、ビーガンと非ビーガンの双方が自分と互いを理解し、未来へ向けた建設的な対話を図るうえで大いに役立つと考えられる。

本書の特徴で最も興味深く、かつ最も評価が分かれそうなのは、ビーガニズムの発展に関する著者のスタンスだろう。本書がまとめるところによれば、初期のビーガンやベジタリアンは風変わりな感覚を持つ異端中の異端で、まったく社会の理解を得られる望みのない人々だった。ところがインスタグラムをはじめとするインターネットツールの登場によって、ビーガニズムは突如、華やかな生活スタイルとして人気を集めたという。ビーガンたち自身は意識していないかもしれないが、この分析はなるほどと思わせる部分があって興味深い。確かに日本の状況を振り返っても、つい数年前までビーガンやベジタリアンはまったくの少数派で、その多くは世間の無理解をものともせず、わが道を行くというような癖の強い人々だった印象がある（また実際、それくらいでないと倫理的菜食を貫けなかった）。その状況が近年になって変わったのは、インターネットの影響によるところが大きいと思われる。かつては菜食や動物倫理に関する情報源が乏しく、したがってそれらの考え方に触れる機会もごく限られていたが、ソーシャルメディアの時代にはビーガン当事者の発信をいくらでも目にすることができる。ましてインスタグラムやツイッターを愛用するビーガンらが菜食で鍛え上げたスーパーボディや色鮮やかなビーガン料理の写真をアップするという流れができると、倫理観の共有以前に「面白そう」という理由でビーガン生活に挑戦する人々が現れた。さらには欧米圏のセレブまでが続々とビーガニズムを推すようになったことで、この生活スタイルは大衆の価値観と合致する一つの流行を形づくるに至った。ビーガニズムは今や異端集団の堅苦しい倫理道徳ではなく、明るく楽しい生活スタイルとして世に広まりつつある。

著者はこうした動向を好ましいものとみている。そしてそれに同意するビーガンも少なくないに違いない。流行の力は強く、見た目の華やかさといった次元でビーガニズムが広まれば、それは結果的に動物たちの犠牲を減らすことにつながるのだから結構だという見方はある。もっと言ってしまえば、往年のビーガンが抱いていた倫理観の共有などは二の次で、大事なのは人々が菜食に移行することだ、という意見もあるだろう。
しかしながら、このような大衆化が手放しに喜べるものかは疑問である。ビーガニズムはもともと動物搾取からの脱却をめざす社会正義の実践として生まれたが、大衆化はそれを快楽一点張りの消費文化へと変えてしまうおそれがある。新たに台頭した「お洒落」で「セクシー」なビーガニズムを生理的に嫌悪する人々は（ビーガンか非ビーガンかを問わず）多いと思われるが、それもソーシャルメディアにみられる恥ずかしげのない生活自慢や快楽追求の軽薄さゆえだろう。他方、スリムな体形や隆々とした筋肉をことさらに誇示する表現は、伝統的な美の規範や男らしさの規範を強める働きがあるため、その抑圧作用に目を向ける立場からは問題視されうる。このあたりの事情は、ソーシャルメディアの利用とセレブの活躍、消費行動を通した自己表現を特徴とする現代フェミニズムの葛藤とも似ている。長い目でみたとき、こうした傾向がビーガニズム運動にとって吉と出るか凶と出るかは誰にも分からない。[7]
より大きな問題は、大衆化したビーガニズムとの対比を通し、かつてのビーガニズムが「誤りだった」ということにされてしまう事態である。著者は往年のビーガンらが世間に受け入れられなかった理由として、おかしなこだわりを持っていたことだけでなく、「怒りん坊」だったことや「攻撃的」な活動をしていたことを挙げる。いわく、現代のビーガンは昔の人々と違って「抗議もせず、バナーも掲げず、ミンク農場に立ち入って『囚われの動物』を解放することも」せず、代わりに「子豚と添い寝したりナッツ・バーガーにかぶりついたりしている愛らしい自撮り写真を披露する」。この文脈では、大衆迎合的なアピールが是とされる一方、抗議や直接行動のような政治的取り組みは暗に価値を否定されている。しかしこの評価は妥当だろうか。動物たちが置かれた状況を振り返れば怒りを抱くのは当然の反応であり、ビーガンがそのせいで笑われ疎《うと》んじられるいわれはない。政治活動は時に攻撃的で人々の反感を買うものであったかもしれないが、社会の中で当然視されている習慣を揺さぶるには、そのような企ても必要に違いなかった。それは他の社会正義でも同じことである。[8] そして自分が嫌われ者となることもいとわず、既成秩序に真っ向から挑みつづけた人々がいたからこそ、今日のビーガニズムがある。少なくとも訳者は、不正な産業に対する抗議を起こし、怒りのバナーを掲げ、直接行動を企てることが誤りだった、という意見には賛同できない。流行に乗じる戦略の効果を認めるとしても、それだけでは漏れ落ちるものがあるということを、真剣に考える必要があるのではないか。

著者は現在進行している脱肉食社会への移行、すなわち「蛋白質革命」が、必ずしも万事において理想的な世界の到来を約束するものではなく、新たな問題をも生むだろうと論じる。実際、肉食を見直す現在の動きが続けば、ビーガンと非ビーガンのあいだはもとより、ビーガン同士のあいだでも、右に述べたような思想の違いや、あるいは生活の違いをめぐる衝突は増えるであろうし、それが建設的な相互理解に至らず反目や派閥形成に至ることもありうる。また、今後ビーガンへの風当たりはさらに強まり、肉食の存続を願う者たちによる反動的な企ても増えるだろう。が、そうした望ましくない展開や予期せざる事態を伴うとしても、蛋白質革命のシナリオは、このまま問題だらけの肉食社会が存続するシナリオよりは遙かに良い結果をもたらすに違いない。毎年何億何兆もの動物を殺し、そのために世界中の土地と空気と水系を損ない、飢餓と不平等を広げ、北側諸国の自滅のみならず南側諸国のいわれなき荒廃をも招くシステムが正しいということはありえない。歴史の展開は個人の意思で制御できるものではないと知ったうえで、それでもなお、私たちはどのような未来を望み、その実現へ向けていま何をすべきなのかを、問いつづけていかなければならないだろう。

＊

本書は初め、オランダ語で発表され、のちに英訳版が刊行された。訳出に当たっては英訳版を底本としつつ、適宜オランダ語版を参照する方式をとった。英訳版とオランダ語版で記述が異なる箇所については、英訳版のほうが説明として分かりやすければそれをそのまま活かし、オランダ語版のほうが適切と思われた場合はそちらを優先してある。例えば第六章冒頭ではビーガン食品の例として、オランダ語版ではオレオ、カフェノワール・クッキー、スペキュロス・ペーストなどが挙げられているが、ここに関しては英訳版のオレオ、リッツ・クラッカー、ハーシーズのチョコシロップなどのほうが日本の読者にとって分かりやすく、後者を採用しても原文の趣旨を損なわないと判断したため、英訳版の表現を活かした。一方、第二章に現れる漁網の説明に関しては英訳版に誤りがみられたため、オランダ語版の記述にしたがった。これらの選択が適切か否かは読者の判断に委ねたい。

訳者はこれまで、動物倫理やビーガニズムの関連書籍を翻訳してきたが、それらは『肉食の終わり』(ジェイシー・リース、原書房)を除き、すべて持ち込みによるものだった。二〇二一年の初め、『肉食の終わり』の翻訳依頼を受けるに先立ち、亜紀書房の内藤寛氏から本書のリーディングと翻訳について打診いただいたときには、とうとう日本の出版社がビーガニズム関連の出版企画を立ち上げたのかと、胸が高鳴ったことを覚えている。翻訳が始まってからは、同じく亜紀書房の高尾豪氏に編集をご担当いただき、必要な資料の入手から的確な助言と校正に至るまで、多岐にわたってお世話になった。大学時代の恩師マイク・ミルワード先生には、いつもながら語学上の疑問点に関し、曇りのない回答を示していただいた。皆さまにこの場を借りて深謝の意を申し添える。最後に、より良い未来のために奮闘する息子を応援し、見返りも求めずこの仕事を支えてくれる母に、日々の感謝を伝えたい。

井上太一

1 農林水産省（二〇二二）「食料需給表 国民1人・1年当たり供給純食料」。
2 Barbara Noske (1990) *Beyond Boundaries: Humans and Animals*, Montreal: Black Rose Books.
3 Lisette Kreischer (n.d.) "Home," https://lisettekreischer.com/（二〇二二年五月二七日アクセス）。
4 Utrecht University (n.d.) "Dr. Floris van den Berg," https://www.uu.nl/staff/FvandenBerg（二〇二二年五月二七日アクセス）。
5 The Vegan Strategist (n.d.) "About," http://veganstrategist.org/over/（二〇二二年五月二七日アクセス）。
6 メラニー・ジョイ著／玉木麻子訳（二〇二二）『私たちはなぜ犬を愛し、豚を食べ、牛を身にまとうのか――カーニズムとは何か』青土社。
7 これらの問題については、例えば Eva Haifa Giraud (2021) *Veganism: Politics, Practice, and Theory*, London: Bloomsbury Academicを参照。
8 社会学者のリチャード・トワインは、サラ・アーメッドによる「フェミニスト・キルジョイ」の議論に即し、ビーガンもまた抑圧的な既成秩序と闘う者である以上、多数派をなす人々の喜びに水を差すキルジョイなのだと論じる。Richard Twine (2014) "Vegan Killjoys at the Table—Contesting Happiness and Negotiating Relationships with Food Practices," *Societies* 4(4), 623-639 を参照。

注

プロローグ

[1] Murray-Ragg, Nadia, 'Australia is the 3rd Fastest Growing Vegan Market in the World'. *Live Kindly*, 23 January 2018を参照。また、'Vegan Trend Takes Hold in Australia'. *SBS*,1 April 2018; Wan, Lester, 'Fact not fad: Why the vegan market is going from strength-to-strength in Australia'. *Food Navigator Asia*, 25 April 2018; 'Top Meat Consuming Countries In The World'. *World Atlas*, 25 April 2017も参照。

[2] 市場測定会社ニールセンが代行した植物ベース食品協会（PBFA）とグッド・フード研究所の調査より。

[3] Fox, K. 'Here's why you should you're your business vegan in 2018'. *Forbes*, 27 December 2017. Zie ook Packaged Fact

[4] 'Dairy Farmers of American reports1 billion in losses in 2018'. *The Bullvine*, 22 March 2019を参照。

[5] Kirkey, Sharon, 'Got milk? Not so much. Health Canada's new food guide drops "milk and alternatives" and favours plant-based protein'. *Canada News Media*, January 22nd 2018.

[6] 市場調査プロバイダーのバラット・ブックによる報告書より。

[7] Eerenbeemt, Marc van den, 'De opmars van de vleesvervangers zet door: Unilever koopt Vegetarische Slager'. *De Volkskrant*, December 19th 2018.

[8] 世界最古のビーガン組織、ビーガン協会の試算より。

[9] Hedges, Chris, 'What Every Person Should Know About War'. *New York Times*, July 6th 2003およびBarwick, Emily Moran, 'How Many Animals Do We Kill Every Year?'. *Bite Size Vegan*, May 27th 2015を参照。

[10] Harari, Yuval Noah, Sapiens: A Brief History of Humankind New York, HarperCollins 2015.

[11] 'Verrassing: in appelsap zit vaakvarkensvlees'. *Joop*, October 2nd 2016.

第二章

[1] Hublin, Jean-Jacquesen Abdelouahed Ben-Ncer, Shara E. Bailey, Sarah E. Freidline, Simon Neubauer, Matthew M. Skinner, Inga Bergmann, Adeline Le Cabec, Stefano Benazzi, Katerina Harvati & Philipp Gunz, 'New fossils from Jebel Irhoud, Morocco and the pan-African origin of *Homo sapiens*.' *Nature*, 546(2017), 289-292.

[2] Reese, Jacy, 'Survey of US Attitudes Towards Animal Farming and Animal-Free Food October 2017'. *Sentience Institute*, November 20th 2017..

[3] 'Zuivelindustrie'. ABN AMRO Insights, April 13th 2017.

[4] 'Tijdbalk Vrouwenkiesrecht'. Vereniging voor Gendergeschiedenis.

第三章

[1] Walters, Kerry S., and Lisa Portmess, eds., *Ethical Vegetarianism: From Pythagoras to Peter Singer*, Albany, NY: State New York Univ. Press (1999), 13-22.

第四章

[1] Scholier, Peter, *Koock-boeck ofte familieren kevken-boeck*, 1663.
[2] Zuivel onlineを参照。
[3] Zuivel onlineを参照。
[4] 'De groteboerenkoolhype'. *NRC Handelsblad*, July 12th 2014.
[5] Thole, Herwin, 'Superfoods zijn pure marketing, daar prikt de Keuringsdienst genadeloos doorheen'. *Business Insider*, April 30th 2015.
[6] Brodwin, Erin, 'SiliconValley's favorite veggie burger is about to hit a wave of controversy – but scientists say it's bogus'. *Business Insider*, April 20th 2018. なお、Hincks, Joseph, 'Meet the Founder of Impossible Foods, Whose Meat-Free Burgers Could Transform the Way We Eat'. *Time*, April 23rd 2018も参照。
[7] 'David Chang On Veganism and the Environment'. *Big Think*, April 23rd 2012.

第五章

[1] 'Hoeveel dieren zijn er in 2017 geslacht in Nederland?'. *VATD Blog*, June 26th 2018.
[2] Vugts, Pascal,'Waarom mannen barbecueën'. *Hoe mannen denken*, May 28th 2016.

第六章

[1] 'Vandaag: protest tegen de dieetindustrie in Engeland'. *Wondervol*, January 16th 2012.
[2] Markey, Charlotte, '5 Lies from the Diet Industry'. *Psychology Today*, January 21st 2015.
[3] Jonkers, Aliëtte, 'Hoe gezond zijn vleesvervangers?'. *De Volkskrant*, December 18th 2016.
[4] Li, Fei and Shengli An, Lina Hou, Pengliang Chen, Chengyong Lei, Wanlong Tan, 'Red and processed meat intake and risk of bladder cancer: a meta-analysis'. *International journal of clinical and experimental medicine*, 7:8 (2014), 2100-10. なお、Steck, Susan and Mia Gaudet, Sybil Eng, Julie Britton, Susan Teitelbaum, Alfred Neugut, Regina Santella, Marilie Gammon, 'Cooked Meat and Risk of Breast Cancer – Lifetime Versus Recent Dietary Intake'. *Epidemiology*, 18:3(2007), 373-382; Rohrmann, Sabine et al., 'Meat consumption and mortality – results from the European Prospective Investigation into Cancer and Nutrition'. *BMC medicine*, 11:63 (2013); Aune, Dagfinn and Doris

S.M. Chan, Ana Rita Vieira, Deborah A. Navarro Rosenblatt, Rui Vieira, Darren C. Greenwood, Ellen Kampman, Teresa Norat, 'Red and processed meat intake and risk of colorectal adenomas: a systematic review and meta-analysis of epidemiological studies'. *Cancer Causes & Control*, 24:4 (2013), 611-627; Zwaan, Juglen, '6 wetenschappelijk onderbouwde voordelen van veganistisch eten'. *A Healthy Life*, February 9th 2017も参照。

[5] Oyebode, Oyinlola and Vanessa Gordon-Dseagu, Alice Walker, Jennifer S. Mindell, 'Fruit and vegetable consumption and all-cause, cancer and CVD mortality: analysis of Health Survey for England data'. *Journal of Epidemiology and Community Health*, 68:9 (2014), 856-862. なお、Herr, I. and M.W. Büchler, 'Dietary constituents of broccoli and other cruciferous vegetables: implications for prevention and therapy of cancer'. *Cancer treatment reviews*, 36:5 (2010), 377-383; Royston, K.J. and T.O. Tollefsbol, 'The epigenetic impact of cruciferous vegetables on cancer prevention'. *Current Pharmacology Reports*, 1:1(2014), 46-51も参照。

[6] Zhang, Caixia and Suzanne C. Ho, Fangyu Lin, Shouzhen Cheng, Jianhua Fu, Yuming Chen, 'Soy product and isoflavone intake and breast cancer risk defined by hormone receptor status'. *Cancer Science*, 101:501-507(2010). なお、Wu, Anna H. and Peggy Wan, Jean Hankin, Chiu-Chen Tseng, Mimi C. Yu, Malcolm C. Pike, 'Adolescent and adult soy intake and risk of breast cancer in Asian Americans'. *Carcinogenesis*, 23:9(2002), 1491-1496; 'Eten en kanker: de broodnodige nuance'. *Gezondheidsnet*, December 8th 2016. See also: Katan, Martijn B., *Voedingsmythes: over valse hoop en nodelozevrees*. Amsterdam, Prometheus/Bert Bakker 2016も参照。

[7] *Soja en borstkanker: wat ishet verband?* Wereld Kanker Onderzoek Fonds.

[8] Le, Lap Tai and Joan Sabaté, 'Beyond Meatless, the Health Effects of Vegan Diets: Findings from the Adventist Cohorts'. *Nutrients*, 6:6 (2014), 2131-2147. なお、Oyebode, Oyinlola and Vanessa Gordon-Dseagu, Alice Walker, Jennifer S. Mindell, 'Fruit and vegetable consumption and all-cause, cancer and CVD mortality: analysis of Health Survey for England data'. *Journal of Epidemiology and Community Health*, 68:9(2014), 856-862; Casiglia, Edoardo et al., 'High dietary fiber intake prevents stroke at a population level'. *Clinical Nutrition*, 32:5 (2013), 811-818; Threapleton, Diane E. and Darren C. Greenwood, Charlotte E.L. Evans, Cristine L. Cleghorn, Camilla Nykjaer, Charlotte Woodhead, Janet E. Cade, Chris P. Gale, Victoria J. Burley, 'Dietary Fiber Intake and Risk of First *Stroke* A Systematic Review and Meta-Analysis'. *Stroke*, 44:5 (2013), 1360-1368; Bazzano, Lydia A. and Jiang He, Lorraine G. Ogden et al., 'Legume Consumption and Risk of Coronary Heart Disease in US Men and Women: NHANES I Epidemiologic Follow-up Study'. *Arch Intern Med*, 161:21 (2001), 2573-2578; Nagura, Junko and Hiroyasu Iso, Yoshiyuki Watanabe, Koutatsu Maruyama et al. 'Fruit, vegetable and bean intake and mortality from cardiovascular disease among Japanese men and

women: the JACC Study'. *British Journal of Nutrition*, 102:2(2009), 285-292も参照。

[9] Dinu, Monica and Rosanna Abbate, Gian Franco Gensini, Alessandro Casini, Francesco Sofi, 'Vegetarian, vegan diets and multiple health outcomes: A systematic review with meta-analysis of observational studies'. *Critical Reviews in Food Science and Nutrition*, 57:17(2017), 3640-3649. なお、Mishra, S. and J. Xu, U. Agarwal, J.Gonzales, S. Levin, N.D. Barnard, 'A multicenter randomized controlled trial of a plant-based nutrition program to reduce body weight and cardiovascular risk in the corporate setting: the GEICO study'. *European Journal of Clinical Nutrition*, 67:7 (2013), 718-724; Macknin, Michael and Tammie Kong, RD, Adam Weier, RD, Sarah Worley, Anne S. Tang, Naim Alkhouri, Mladen Golubic, 'Plant-Based No Added Fat or American Heart Association Diets, Impact on Cardiovascular Risk in Obese Hypercholesterolemic Children and Their Parents'. *Journal of Pediatrics*, 166:4(2015), 953-959; Wang, Fenglei and Jusheng Zheng, Bo Yang, Jiajing Jiang, Yuanqing Fu, Duo Li, 'Effects of Vegetarian Diets on Blood Lipids: A Systematic Review and Meta Analysis of Randomized Controlled Trials'. *Journal of the American Heart Association*, 4:10 (2015)も参照。

[10] Lu, Y. and K. Hajifathalian et al., 'Metabolic mediators of the effects of body-mass index, overweight, and obesity on coronary heart disease and stroke: a pooled analysis of 97 prospective cohorts with 1.8 million participants'. *Lancet*, 383:9921 (2014), 970-983. なお、Tonstad, Serena and Terry Butler, Ru Yan, Gary E. Fraser, 'Type of Vegetarian Diet, Body Weight, and Prevalence of Type2 Diabetes'. *Diabetes Care*, 32:5(2009), 791-796; Gojda, J. and J. Patková, M. Jaek, J. Potoková, J.Trnka, P. Kraml, M. Andl, 'Higher insulin sensitivity in vegans is not associated with higher mitochondrial density'. *European Journal of Clinical Nutrition*, 67(2013), 1310-1315; Le, Lap Tai and Joan Sabaté, 'Beyond Meatless, the Health Effects of Vegan Diets: Findings from the Adventist Cohorts'. *Nutrients*, 6:6(2014), 2131-2147; Craig, Winston J., 'Health effects of vegan diets'. *The American Journal of Clinical Nutrition*, 89:5 (2009), 1627S-1633S; Barnard, Neal D. and Joshua Cohen, David J.A. Jenkins, Gabrielle Turner-McGrievy, Lise Gloede, Brent Jaster, Kim Seidl, Amber A. Green, Stanley Talpers, 'A Low-Fat Vegan Diet Improves Glycemic Control and Cardiovascular Risk Factors in a Randomized Clinical Trial in Individuals With Type2 Diabetes'. *Diabetes Care*, 29:8 (2006), 1777-1783; Morita, E. and S. Fukuda, J. Nagano et al., 'Psychological effects of forest environments on healthy adults: Shinrin-yoku (forest-air bathing, walking) as a possible method of stress reduction'. *Public Health*, 121 (2007), 54-63; Pearson, D.G. and T. Craig, 'The great outdoors? Exploring the mental health benefits of natural environments'. Frontiers in *Psychology*, 5 (2014), 1178; Mackay, J. and G.N. James, 'The effect of "green exercise" on state anxiety and the role of exercise duration, intensity, and greenness: A quasi-experimental study'. *Psychology of Sport and Exercise*, 11 (2010), 238-245; Coon, J. Thompson and K. Boddy, K. Stein et al.,

'Does Participating in Physical Activity in Outdoor Natural Environments Have a Greater Effect on Physical and Mental Wellbeing than Physical Activity Indoors? A Systematic Review'. *Environmental Science & Technology*, 45:5 (2011), 1761-1772も参照。

[11] 'Meer vitamine B12 in lupine tempé door in-situ verrijking'. Wageningen Universityand Research, January 1st 2016-December 31st 2018.

[12] Zwaan, Juglen, '8 signalen en symptomen van een eiwittekort'. A Healthy Life, June 14th 2018. なお、Hamilton, Lee, 'Welke eiwitten zijn het best voor spieropbouw – dierlijke of plantaardige?'. *EOS Wetenschap*, April 5th 2017も参照。

[13] Mangano,Kelsey M. and Shivani Sahni, Douglas P. Kiel, Katherine L. Tucker, Alyssa B. Dufour, Marian T. Hannan, 'Dietary protein is associated with musculoskeletal health independently of dietary pattern: the Framingham Third Generation Study'. *The American Journal of Clinical Nutrition*, 105:3 (2017), 714-722.

[14] Melamed, Yoelen Mordechai E. Kislev, Eli Geffen, Simcha LevYadun, Naama Goren-Inbar, 'The plant component of an Acheulian diet at Gesher Benot Ya'aqov, Israel'. *PNAS*, 113:51 (2016), 14674-14679.

[15] Berkel, Rob van, 'Is melk een probleem door lactose-intolerantie?' *Over voeding en gezondheid*, November 19th 2014.

[16] Finch, C.E. and C.B. Stanford, 'Meat-adaptive genes and the evolution of slower aging in humans'. *Q. Rev Biol*, 79:1 (2004), 3-50.

間奏曲

[1] 'Slachtdoordacht – optimaal slachtgewicht'. *Varkensloket*.

[2] 'Misstand #74: Afbranden/knippen van biggenstaartjes'. *Varkens in Nood*.

[3] 'Boeren omzeilen verbod op afbranden varkensstaartjes'. *Metro*, November 1st 2016.

[4] 'Veelgestelde Vragen'. *Hobbyvarkenvereniging*, 2019を参照。

[5] Heck, Wilmer, 'Nederland hakt of vergast 30 miljoen jonge haantjes per jaar'.*NRC*, May 7th 2012.

[6] 'Zo doden Nederlandse slachters jaarlijks miljoenen varkens'. *NOS*, March 28th 2017.

[7] 'Meer varkens en 1,5kilo zwaarder geslacht in 2017'. *Varkens.nl*, January 4th 2018.

[8] Keuken, Teun Van De, 'Het grote "verwarringsgevaar": Sojamelk mag geen soja"melk" meer heten'. *De Volkskrant*, July 3rd 2017.

[9] Dinerstein, Chuck, 'Is A McCricket The Breakfast Of Our Future?'. *American Council on Science and Health*, August 13th 2018. なお、'McDonald's komt met McVegan: "Over 15 jaar zijn alle snacks vega"' *NOS*, December 19th 2017も参照。

第七章

[1] Carrington, Damian, 'Humans just 0.01% of all life but have destroyed 83% of wild mammals – study'. *The Guardian*, May 21st 2018.

[2] Bregman, Rutger, 'Hoe de mens de baas op aarde werd'. *De Correspondent*, August 4th 2018.

[3] Fur Europeのウェブサイトを参照。

[4] Udell, Monique A. R., 'When dogs look back: inhibition of independent problem solving behaviour in domestic dogs (Canis lupus familiaris) compared with wolves (*Canis lupus*)'. *Biology Letters*, 11 (2015).

[5] Graaff, R.L. de, 'Dieren zijn geenzaken'. Ars Aequi, September 2017.

[6] 'USDA publishes 2016Animal Research Statistics'. *Speaking of Research*, June 19th 2017.

[7] 'USDA publishes 2016Animal Research Statistics'. *Speaking of Research*, June 19th 2017.

[8] 'Vleesproductie; aantal slachtingen en geslacht gewicht per diersoort'. *CBS*, January 31st 2019.

[9] Scully, Matthew, *Dominion*, p. 236を参照。また、VHL Geneticsのウェブサイトも参照。

[10] Brief van Robert Hooke aan Robert Boyle (10 Nov 1664). In Hunter, M., A. Clericuzio en L.M. Principe (ed.), *The Correspondence of Robert Boyle* (2001), vol. 2, 399.

[11] 'De Peiling: Honderdduizenden proefdieren sterven nutteloos'. *NH Nieuws*, July 5th 2018.

[12] Safi, Michael, 'Ganges and Yamuna rivers granted same legal rights as human beings'. *The Guardian*, March 21st 2017.

[13] 'Four Reasons Why India Recognises Dolphins As 'Non- P. 190'In 2005werdeen…' Schweig, Sarah V., 'Smart Zoo Gives Perfect Explanation For Why It No Longer Has Elephants'. *The Dodo*, April 6th 2016.

[14] 'Order against caging of birds upsets poultry farmers in India'. *The Poultry Site*, October 31st 2018. なお、Saha, Purbita, 'Do Birds Have an Inherent Right to Fly?'. Audubon, April 2016. See also: Mathur, Aneesha and Satish Jha, 'Do birds have a "fundamental right to fly"?' *The Indian Express*, December 15th 2015も参照。

[15] Mountain, Michael, 'Sea Life Trust Is Building the World's First Beluga Sanctuary'. The *Whale Sanctuary Project*, August 30th 2018.

[16] Khan, Shehab, 'Pet translator devices could let us talk to dogs within 10 years, Amazon-backed report says'. *Independent*, July 22nd 2017.

第八章

[1] Hansen, James,'Disastrous Sea Level Rise Is an Issue for Today's Public – Not Next

Millennium's'. *Huffington Post*, December 6th 2017.
[2] Speksnijder, Cor, 'Onderzoekers: plasticsoep in Stille Oceaan komt vooral van visserij en scheepvaart'. *De Volkskrant*, March 22nd 2018.
[3] 'Deliciously Ella: The Podcast'. *PodBean*. なお、'Why a vegan diet is the single biggest positive change you can make for the planet, with Joseph Poore at Oxford University'. *Deliciously Ella: The Podcast*, October 9th 2018も参照。
[4] 'Would you go vegan to save the planet? Researchers say it might be our best option'. *ABC News*, May 31st 2018.
[5] Springmann, M. et al., 'Options for keeping the food system within environmental limits'. *Nature*, October 2018.
[6] 'Schwarzenegger moet zorgen dat Chinezen minder vlees eten'. *NOS*, July 25th 2016.

エピローグ

[1] Joosten, Peter, 'Sterrenkunde, Supernova's & Ruimtevaart. Met Ans Hekkenberg'. *Biohacking Impact*.
[2] Koops, Enne, 'Bijzondere vrouwen in de Eerste Wereldoorlog'. *Historiek*, May 21st 2015.

ロアンヌ・ファン・フォーシュト

Roanne van Voorst

オランダの人類学者・文筆家。2014年にアムステルダム社会科学研究所（AISSR）でPhDを取得し、現在、デンマーク国際研究所（DIIS）に未来都市構想の研究顧問として勤務。人類の未来や持続可能な人間生活に関心を寄せ、聞き取り調査・文献調査・参与観察の手法と未来シナリオの作成を組み合わせた研究を行なう。オランダ未来協会、社会科学国際研究所の会員。記事・論文・インタビュー多数（https://www.roannevanvoorst.com/publications.html）。著書に*Natural Hazards, Risk and Vulnerability*がある。

井上太一

（いのうえ・たいち）

翻訳家・執筆家。人間中心主義を超えた倫理を発展させるべく、執筆・講演活動ならびに関連文献の翻訳に従事。語学力を活かして国内外の動物擁護団体との連携活動も行なう。著書に『動物倫理の最前線』（人文書院、2022年）、訳書にディネシュ・J・ワディウェル『現代思想からの動物論』（人文書院、2019年）、ジェイシー・リース『肉食の終わり』（原書房、2021年）、トム・レーガン『動物の権利・人間の不正』（緑風出版、2022年）などがある。

ホームページ：「ペンと非暴力」 https://vegan-translator.themedia.jp/
researchmap：https://researchmap.jp/vegan-oohime

亜紀書房翻訳ノンフィクション・シリーズIV-6

さよなら肉食《にくしょく》

いま、ビーガンを選《えら》ぶ理由《りゆう》

2023年2月1日　第1版第1刷　発行

著　者　ロアンヌ・ファン・フォーシュト

訳　者　井上太一

発行者　株式会社亜紀書房
〒101-0051 東京都千代田区神田神保町1-32
電話　03-5280-0261（代表）
03-5280-0269（編集）
https://www.akishobo.com

装　丁　坂川朱音（朱猫堂）

装　画　六角堂DADA

DTP　山口良二

印刷・製本　株式会社トライ
https://www.try-sky.com

Printed in Japan　ISBN978-4-7505-1775-9 C0095